Anita Guggisberg

Presbyphagie – Schluckbeschwerden im Alter

Ein Ratgeber für Betroffene und Angehörige

AF648415

RATGEBER

für Angehörige, Betroffene und Fachleute

Anita Guggisberg

Presbyphagie – Schluckbeschwerden im Alter

Ein Ratgeber für

Betroffene und Angehörige

Schulz-Kirchner Verlag

Bibliografische Information der Deutschen Nationalbibliothek
Die Deutsche Nationalbibliothek verzeichnet diese Publikation in der Deutschen Nationalbibliografie; detaillierte bibliografische Daten sind im Internet über http://dnb.d-nb.de abrufbar.

Besuchen Sie uns im Internet: www.schulz-kirchner.de | www.skvshop.de

1. Auflage 2023
ISBN 978-3-8248-1322-3
e-ISBN 978-3-8248-9870-1
Alle Rechte vorbehalten
© Schulz-Kirchner Verlag GmbH, 2023
Mollweg 2, D-65510 Idstein
Vertretungsberechtigte Geschäftsführer:
Dr. Ullrich Schulz-Kirchner, Martina Schulz-Kirchner
Lektorat: Doris Zimmermann
Layout: Petra Jeck
Umschlagfoto: © Photographee.eu/Adobe Stock
Druck und Bindung:
Plump Druck & Medien GmbH, Rolandsecker Weg 33, 53619 Rheinbreitbach
Printed in Germany

Die Informationen in diesem Werk sind von der Verfasserin und dem Verlag sorgfältig erwogen und geprüft, dennoch kann eine Garantie nicht übernommen werden. Eine Haftung der Verfasserin bzw. des Verlages und seiner Beauftragten für Personen-, Sach- und Vermögensschäden ist ausgeschlossen.
Dieses Werk, einschließlich aller seiner Teile, ist urheberrechtlich geschützt. Jede Verwertung außerhalb der engen Grenzen des Urheberrechtsgesetzes (§ 53 UrhG) ist ohne Zustimmung des Verlages unzulässig und strafbar (§ 106 ff UrhG). Das gilt insbesondere für die Verbreitung, Vervielfältigungen, Übersetzungen, Verwendung von Abbildungen und Tabellen, Mikroverfilmungen und die Einspeicherung oder Verarbeitung in elektronischen Systemen. Eine Nutzung über den privaten Gebrauch hinaus ist grundsätzlich kostenpflichtig. Anfrage über: info@schulz-kirchner.de

Inhaltsverzeichnis

Wichtige Hinweise für den Benutzer:

Führen Sie die Übungen sorgfältig aus und lassen Sie sich von Fachpersonal anweisen. Es müssen individuelle Überprüfungen von Diagnosen und therapeutischen Maßnahmen erfolgen.

Die Autorin übernimmt keinerlei Haftung in Bezug auf jegliche Verletzungen und/oder Schäden an Personen oder Eigentum, im Rahmen von Produkthaftung, Fahrlässigkeit oder anderweitig. Dies gilt ebenso für jede Anwendung der in diesem Buch aufgezählten Methoden, Anweisungen oder Produkte. Die angebotenen Tipps sollten mit Bedacht und bei Zweifel mit Zurückhaltung angewandt werden.

Die Personenbezeichnungen in diesem Buch sind willkürlich festgelegt und es sind jeweils alle Geschlechter gemeint.

Danksagung

Der Dank geht

an Natalie Guthauser für die fachliche Beratung zum logopädischen Inhalt und für die stetige Motivation im Schreibprozess,

an Michelle Widmer für den fachlichen Input zum Thema Ernährung. An Astrid Krüger für die Korrektur und wertvollen Hinweise,

an Prof. Karl-Heinz Steinmetz für das Fachwissen der europäischen Pflanzenheilkunde. An Matthias Rausch für die Umsetzung des radiologischen Bildmaterials,

an Prof. Andreas Filippi für das Bildmaterial,

an Doris Zimmermann und das gesamte Team des Schulz-Kirchner Verlags.

Ich danke meinem Mann und meiner Familie, die mich stets unterstützt und motiviert haben.

Einleitung

Mit der älter werdenden Bevölkerung werden Schluckprobleme und Schluckstörungen (Dysphagie) im Alter an Bedeutung gewinnen. Dieser Ratgeber zielt darauf ab, das Vorkommen von Schluckstörungen im Alter bekannter zu machen und Betroffene zu ermutigen, etwas gegen ihre Beschwerden zu unternehmen.

In meiner mehrjährigen Tätigkeit als Logopädin in diversen Kliniken sowie in Alters- und Pflegeheimen in der Schweiz begleite ich viele Menschen mit Schluckstörungen. Dabei kann es vorkommen, dass Schluckstörungen erst spät diagnostiziert werden. Viele Patienten berichteten mir, dass sie schon länger mit Problemen beim Schlucken umzugehen versuchten, diese aber nicht als Erkrankung wahrnahmen. Sie suchten wegen der Schluckbeschwerden keine ärztliche Abklärung und erhielten lange keine logopädische Therapie. Das heißt, dass viele ältere Menschen täglich mit Schluckproblemen kämpfen, wie z. B. wenig Speichel im Mund, erschwerter Transport auf der Zunge, Reste im Rachen, häufiges Räuspern und Husten bei der Mahlzeit oder gehäuftes Verschlucken beim Trinken von Flüssigkeiten. Diese Symptome werden von Betroffenen oder ihren Angehörigen oftmals nicht als Krankheit, sondern als ein zum Altern dazugehöriger normaler Prozess gewertet und somit nicht abgeklärt. Die Literatur bestätigt diesen Eindruck [1]. Auch (wiederholende) Lungenentzündungen mit Krankenhausaufenthalten werden teilweise zu wenig in Zusammenhang mit einer Schluckstörung gebracht.

Deswegen möchte ich diesen Ratgeber dafür nutzen, um Schluckbeschwerden und Schluckstörungen im Alter zu beschreiben und Betroffene, Angehörige und Fachpersonen über diagnostische und therapeutische Möglichkeiten zu informieren. Es handelt sich dabei um kein individuell zugeschnittenes Trainingsprogramm, sondern es werden Tipps und einfache Hilfen für den Alltag vorgestellt.

WICHTIG: Schluckbeschwerden sollten in jedem Fall von fachkundigem Personal abgeklärt und Schluckstörungen von spezialisierten Therapeuten begleitet und therapiert werden. Dieses Buch ersetzt weder Diagnostik noch Therapie von Schluckstörungen.

Zum Inhalt

Im folgenden Kapitel werden die Begriffe „Schluckstörungen“ und „altersbedingte Veränderungen des Schluckens/Presbyphagie“ erklärt.

Das vorliegende Buch enthält einen kurzen Abriss über die am Schluckvorgang beteiligten Strukturen. Um Probleme genau beschreiben zu können, ist es wichtig, die anatomischen Strukturen zu kennen, die im Kapitel „Der gesunde Schluckvorgang“ gezeigt werden. Da das Schlucken ein komplexes räumlich-zeitliches Zusammenspiel erfordert, wird der Schluckvorgang in Phasen unterteilt. Diese werden erläutert und im Weiteren die Veränderungen im Alter beschrieben.

Der Hauptteil dieses Buches, das Kapitel „Hilfreiche Tipps …“, widmet sich Tipps und alltäglichen Hilfen bei altersbedingten Veränderungen des Schluckens. Hier erhalten Sie wertvolle Hinweise und einfache Anpassungsmöglichkeiten. Wenn Sie bereits an einer diagnostizierten Schluckstörung leiden, besprechen Sie die Tipps vor der Anwendung mit Ihrem Therapeuten oder Ihrer Ärztin.

Das Kapitel „Schluckstörung“ geht auf die Häufigkeit von Schluckbeschwerden in der Bevölkerung, die verschiedenen Arten von Schluckstörungen und mögliche Folgen ein.

Zentral ist eine fundierte klinische oder bildgebende Abklärung der Schluckbeschwerden. Im Kapitel „Abklärung und Therapie“ werden Möglichkeiten verschiedener Abklärungsoptionen kurz erklärt. Die differenzierte Schluckabklärung durch ärztliches und therapeutisches Personal kann eine Schluckstörung diagnostizieren und daraus therapeutische Maßnahmen ableiten. Außerdem können wertvolle Hinweise geliefert werden, ob weitere Abklärungen nötig sind oder nicht. Das Unterkapitel „Therapie“ gibt einen Eindruck von der Schlucktherapie.

Das Buch ist mit übersichtlichen Darstellungen und Zusammenfassungen gestaltet. Am Kapitelende befindet sich jeweils eine knappe, einfach formulierte Zusammenfassung. Definitionen werden hervorgehoben. Das Kapitel „Fazit“ rundet das Werk ab. Die verwendeten medizinischen Begriffe werden im Kapitel „Glossar“ aufgelistet und erläutert.

Dieser Ratgeber soll die Zusammenhänge von Schluckstörungen im Alter aufzeigen und für diese Störung sensibilisieren. Beginnende Schluckbeschwerden können mit den im Buch genannten Tipps gemindert werden. Die Hinweise und Tipps sind für Betroffene, Angehörige und Fachpersonen hilfreich, im Alltag erprobt und i. d. R. einfach umzusetzen.

Begriffe

Im Alter (ab ca. 60 Jahren) nehmen Schluckbeschwerden und Schluckstörungen zu. Neben dem Alterungsprozess können mit zunehmendem Alter Krankheiten auftreten, die Schluckstörungen verursachen. Man bezeichnet das durch das Alter veränderte Schlucken als Presbyphagie. Die Presbyphagie an sich hat noch keinen Krankheitswert. Wenn eine Erkrankung wie Schlaganfall oder die Parkinson-Krankheit dazukommt, die zur Beeinträchtigung des Schluckvorganges beitragen können, spricht man von einer Schluckstörung oder Dysphagie. Schluckstörungen kommen im höheren Alter häufiger vor, weil der alternde Mensch (bedingt durch die Presbyphagie) weniger Kompensationsmöglichkeiten als jüngere Personen hat.

Ältere Menschen haben zudem häufig Krankheiten und nehmen Medikamente, die Schluckstörungen begünstigen oder mitverursachen.

Definition

PRESBYPHAGIE:
Schluckveränderungen im Alter ohne Krankheitswert. Altersbedingte Veränderungen des Schluckaktes bei einem ansonsten gesunden Menschen. Die Presbyphagie kann – abhängig vom gesundheitlichen Allgemeinzustand – unter gewissen Umständen kompensiert werden.

DYSPHAGIE:
Schluckstörung. Erworbene Störung des Schluckens, wobei alle Phasen des Schluckens auf unterschiedliche Art und Weise gestört sein können.

Sobald Sie Beschwerden beim Schlucken bemerken, teilen Sie es Ihrem Arzt/Ihrer Ärztin mit. Zusammen können Sie besprechen, wann eine Schluckabklärung sinnvoll erscheint.

Der gesunde Schluckvorgang

Schlucken ist ein komplexes Zusammenspiel von fünf verschiedenen Hirnnerven und etwa 50 Muskelpaaren [2]. Ein Teil des Schluckvorgangs kann bewusst gesteuert werden. Weitere Schluckphasen laufen unbewusst und reflektorisch ab. Der Schluckablauf wird vom Gehirn gesteuert. Die Großhirnrinde und der Hirnstamm bestimmen die Steuerung des Schluckablaufs.

Der Schluckvorgang beschreibt den Transport von Speichel, Flüssigkeit, Nahrung und Sekret vom Mund über den Rachen in die Speiseröhre und den Magen. Wir schlucken mehr als 1000 x pro Tag. Da in der Nacht weniger Speichel produziert wird, vermindert sich im Schlaf die Schluckhäufigkeit [3]. Es bedarf einer genauen Abstimmung der verschiedenen Strukturen und Funktionen, damit der Schluckvorgang sicher abläuft. Im Folgenden werden die beteiligten Strukturen (Anatomie) und deren schluckbezogene Funktionen erklärt. Die Schluckphasen werden anhand von Bildern erläutert.

Der Schluckvorgang passt sich der aufgenommenen Nahrung an und die Schluckmenge ist beim Kind, bei Frauen oder Männern unterschiedlich groß. Das Schlucken ist dem Alterungsprozess unterworfen.

Essen und Trinken sind ein wichtiger Teil des Alltags und oft auch für das soziale Leben und Wohlbefinden von Bedeutung. Einladungen sind häufig mit Speis und Trank verbunden und machen in vielen Kulturen einen großen Teil des gemeinschaftlichen Lebens aus. Nicht schlucken zu können, kann bei vielen Menschen zu einer großen psychischen, körperlichen und sozialen Belastung werden.

Strukturen

Die am Schlucken beteiligten anatomischen Strukturen werden anhand des folgenden Bildes aufgezeigt.

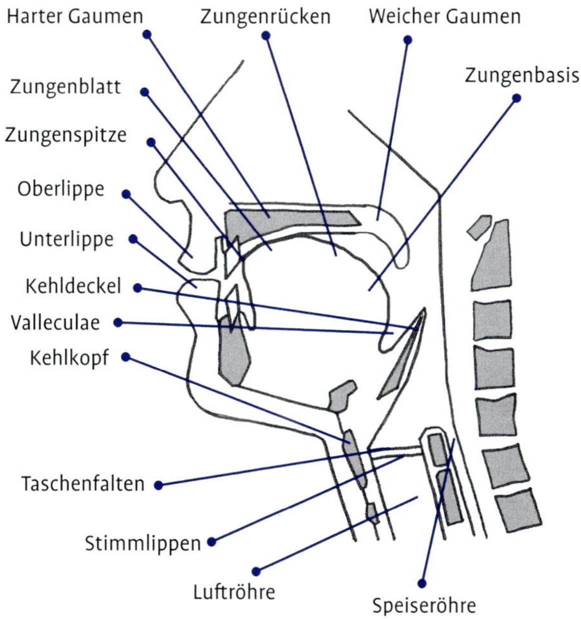

Abb. 1: Anatomie

Der Schluckablauf beim gesunden Menschen

Der physiologische Schluckvorgang ist ein automatisierter, komplexer Vorgang. Das Schlucken kann in fünf Phasen unterteilt werden [2]:

- Präorale Phase
- Orale Vorbereitungsphase
- Orale Phase
- Pharyngeale Phase
- Ösophageale Phase

In der präoralen Phase wird die Nahrung zum Mund geführt. Dabei können Reize wie ein angenehmer Geruch und der Anblick von Speisen den Appetit und die Speichelproduktion anregen.

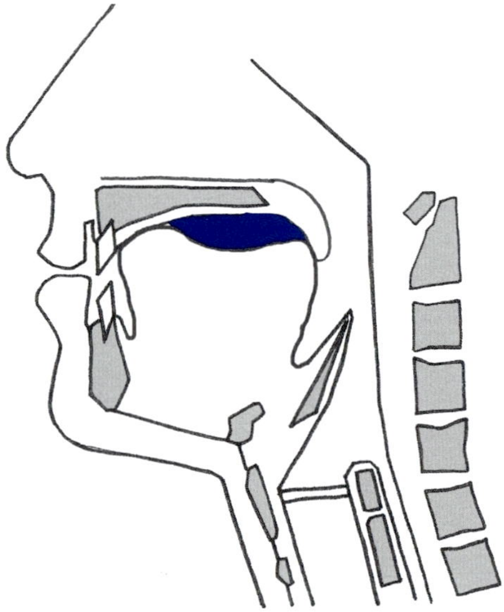

Abb. 2: Orale Vorbereitungsphase

Die orale Vorbereitungsphase beinhaltet die Nahrungsaufnahme und Zerkleinerung. Sie ist willkürlich steuerbar und ist individuell unterschiedlich lang: Einige Menschen kauen länger und gründlicher als andere. Über den Mund wird die Nahrung aufgenommen und bei Bedarf mit den Schneidezähnen abgebissen. Die Lippen ermöglichen den Lippenschluss, sodass der Schluckbissen (Bolus) nicht aus dem Mund fällt. Die Zunge schiebt den Bolus zwischen die Zähne. Die Wangenspannung ist erhöht, sodass sich die Nahrung nicht in den Wangentaschen sammelt. Durch das Kauen wird der Nahrungsbrei mit Speichel gemischt und zerkleinert. Die Nerven melden dem Hirnstamm Informationen über Größe, Konsistenz, Geschmack und Temperatur. Die Hinterzunge und das Gaumensegel dichten den Rachen ab, damit der Bolus nicht vorzeitig abgleitet. Auf der Zunge wird der Bolus anschließend geformt und der Zungengrund gesenkt als Vorbereitung für den Weitertransport des Bissens.

Selbsterfahrung:

Die beschriebenen Bewegungen und Abläufe können Sie selbst erfahren, wenn Sie z. B. langsam einen Bissen kauen. Falls Sie eine Schluckstörung haben, wählen Sie ein Nahrungsmittel, das für Sie ungefährlich ist. Wie verändert sich der Speichel beim Anblick, Geruch oder beim Kauen? Wie nehmen Sie die Spannung der Wangen und die Bewegungen der Zunge wahr?

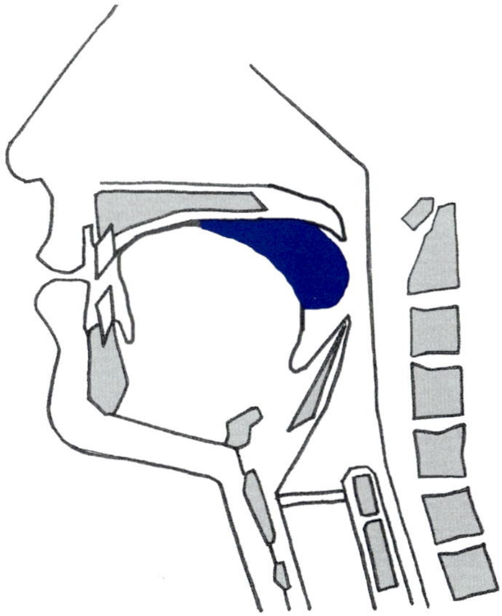

Abb. 3: Orale Phase

In der oralen Phase wird der Bissen in den Mundrachen (Oropharynx) transportiert. Durch eine Wellenbewegung der Zunge wird der Bolus in den Rachen befördert. Damit der Bolus nicht in den Nasenrachenraum (Nasopharynx) eindringt, dichtet das Gaumensegel den Eingang zur Nase ab. Die Lippen sind dabei geschlossen. Die orale Phase dauert etwa 1 Sekunde. Sie endet mit der Auslösung des Schluckreflexes.

Selbsterfahrung:
Sammeln Sie Speichel auf Ihrer Zunge. Bilden Sie dafür mit der Zunge in der Zungenmitte eine Schüssel und halten Sie den Schluckbissen einen Moment lang darin. Nun bewegen Sie den Bolus in den Rachen mit einer Zungenbewegung und beobachten Sie, wie der Schluckreflex ausgelöst wird.

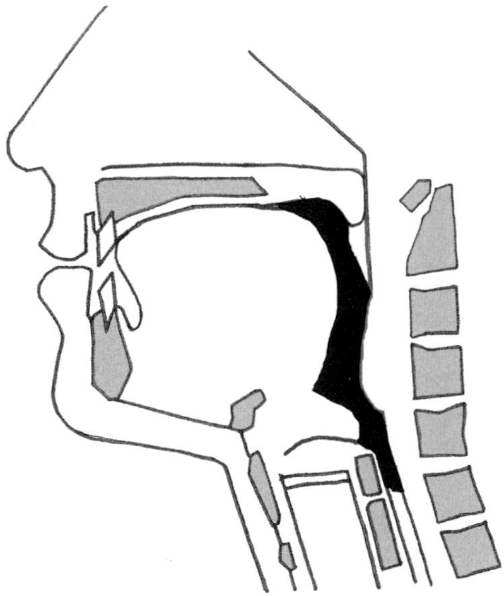

Abb. 4: Pharyngeale Phase

In der pharyngealen Phase wird im Rachen der Schluckreflex ausgelöst und läuft von diesem Zeitpunkt an automatisch gesteuert ab. Sie ist deshalb eine kritische Phase, weil sich im Rachen Atem- und Speiseweg kreuzen. In der pharyngealen Phase kommt es am häufigsten zu Störungen. Der Schluckreflex kann an den Gaumenbögen, dem Kehldeckel oder im Kehlkopf (bei Penetration oder Aspiration) ausgelöst werden. Der Kehldeckel legt sich über den Kehlkopf. Der Kehlkopf und die Stimmlippen werden verschlossen. Die Luftwege werden durch den Überdruck beim Atemstopp ebenfalls vor dem Eindringen von Material geschützt. Das Gaumensegel dichtet den Nasenraum ab. Das Zungenbein und der Kehlkopf heben sich nach oben und nach vorne und öffnen auf diese Weise den Eingang der Speiseröhre, wo ein Unterdruck herrscht. Die Rachenmuskulatur verkürzt sich und es bildet sich ein Wulst an der Rachenhinterwand, die den Bolus nach unten in die geöffnete Speiseröhre drückt. Die pharyngeale Phase dauert 0,5-1 Sekunde.

> *Man kann sich also den Bissen im Schlund vereinfacht als einen Schlauch vorstellen, durch den der Bissen hindurchgedrückt wird. Damit keine Reste im „Schlauch" hängen bleiben, müssen die Schlund- und Zungenmuskeln den Brei effizient und kräftig durchdrücken. Falls zu wenig Muskelkraft vorhanden ist, bleiben Reste an verschiedenen Ausbuchtungen hängen.*

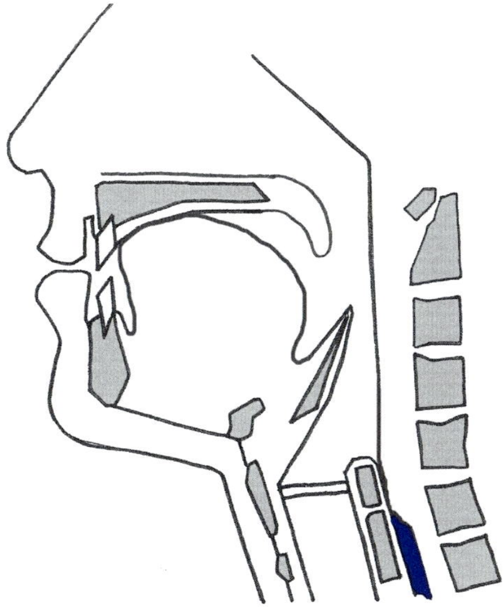

Abb. 5: Ösophageale Phase

In der ösophagealen Phase wird die Nahrung durch den geöffneten oberen Schließmuskel der Speiseröhre (oberer Ösophagussphinkter) in die Speiseröhre befördert. Mit Wellenbewegungen der Speiseröhre (Peristaltik) wird der Bolus nach unten befördert. Der untere Speiseröhrenmuskel (unterer Ösophagussphinkter) öffnet sich und der Bolus gelangt in den Magen. Auf die erste Wellenbewegung folgt eine zweite peristaltische Welle (Reinigungswelle), bis der Bolus im Magen ist. Am oberen Ende verschließt sich der Speiseröhreneingang und der Kehlkopf wird gesenkt. Die Stimmlippen und der Kehldeckel öffnen sich wieder. Das Gaumensegel senkt sich. Die Atmung kann nun wieder fließen.

Zusammenfassung

Das Schlucken ist ein komplexer, zeitlich koordinierter Ablauf. Der Schluckvorgang wird zu einem Teil bewusst und zum anderen Teil unbewusst über den Schluckreflex gesteuert. Der Schluckvorgang wird in fünf Phasen unterteilt: In der präoralen Phase wird durch Anblick und Geruch der Nahrung Speichel angeregt und die Nahrung zum Mund geführt. In der oralen Vorbereitungsphase wird die Nahrung zerkaut und mit Speichel vermischt. In der oralen Phase wird

der Schluckbissen in den Rachen transportiert. In der pharyngealen Phase wird die Nahrung reflektorisch in die Speiseröhre transportiert, wobei sich der Kehlkopf und die Stimmlippen verschließen. Damit wird die Luftröhre vor dem Eindringen von Material geschützt. Der Nasenrachenraum wird vom Gaumensegel abgedichtet, sodass keine Nahrung in die Nase dringt. Die pharyngeale Phase ist sehr kritisch, da sich Luft- und Speiseweg kreuzen. In der ösophagealen Phase gelangt die Nahrung durch die Speiseröhre in den Magen.

Das Schlucken im Alterungsprozess

Altersbedingte Veränderungen des Schluckens treten im Bereich der Wahrnehmung (Sensorik und Sensibilität) und der Bewegungen (Motorik) auf [5].

Generelle Veränderungen:

Im Bereich der Sinneswahrnehmung (Sensorik) kommt es zu einem verminderten Geschmacks- und Geruchssinn. Dies geschieht aufgrund reduzierter Geschmacksrezeptoren und einer verminderten Leitungsgeschwindigkeit der Nerven (ebd.). Die Empfindlichkeit (Sensibilität) nimmt ab (v.a. das Temperatur- und Berührungsempfinden). Die Sensibilität der Schleimhaut im Mund und Rachen wird vermindert, was sich auf die Schluckreflextriggerung auswirkt. So kann es im Alter vorkommen, dass sich die Triggerareale des Schluckreflexes nach unten verschieben und sich so die Auslösung des Schluckreflexes verschiebt [4].

Es kommt zu Mundtrockenheit aufgrund verminderter Speichelproduktion. Oft ist dies eine Nebenwirkung von Medikamenten. Die Motorik kann durch den Abbau der Schluckmuskulatur (Sarkopenie) beeinträchtigt werden. Des Weiteren kann es zu Skelettveränderungen, beispielsweise des Kiefergelenks oder der Halswirbelsäule, und einem Verlust der Elastizität des Bindegewebes kommen, die die Beweglichkeit einschränken.

Im Alter treten vermehrt Residuen auf. Beim Schluckakt von älteren Menschen kommt es häufiger zu stillen Penetrationen, aber nicht unbedingt zu vermehrten Aspirationen.

Diese Symptome einer Presbyphagie können gesunde Menschen meist gut kompensieren. Wenn eine Krankheit dazukommt, kann es passieren, dass die Kompensationsreserven nicht mehr ausreichen und eine Dysphagie entsteht [8].

Präorale Phase

Im Alter nehmen das Durst- und Hungergefühl und oft auch der Appetit ab. Körperliche Einschränkungen können die Nahrungsaufnahme erschweren. Die Erfassung der Nahrung über den Geruch und das Sehen können eingeschränkt sein.

Orale Vorbereitungsphase

In der oralen Phase wird die Nahrung zerkleinert und mit Speichel vermischt. In dieser Phase ist der Zahnstatus besonders wichtig. Ein unvollständiges Gebiss oder schlechtsitzende Prothesen erschweren das Kauen und die Bolusvorbereitung. Während des Kauens wird das Essen auf Geschmack, Geruch, Temperatur und Beschaffenheit hin analysiert. Idealerweise ergibt sich beim Essen ein lustvolles Erlebnis. Da sich die orale Empfindlichkeit und Geschmackswahrnehmung mindern, kann es sein, dass das Essen weniger Freude bereitet und weniger Appetit besteht [6]. Im Alter leidet etwa jeder vierte ältere Mensch unter Mundtrockenheit (Xerostomie). Medikamente wie Antidepressiva, Antihypertensiva (Medikamente gegen hohen Blutdruck) usw. können den Geruchs- und Geschmackssinn sowie die Speichelproduktion beeinflussen [8].

Orale Transportphase

In der oralen Phase kann es zu reduzierter Sensibilität kommen. Die Anzahl der Schlucke pro Minute nimmt ab. Die Zungenkraft wird eingeschränkt und die verminderte Zungenbasisretraktion führt zu Resten zwischen Zunge und Kehldeckel (Residuen in den Valleculae). Der Verlust von Muskelkraft und -masse wird auch als Sarkopenie bezeichnet. Der Abbau der Muskelkraft der Zunge wird an vermehrten oralen Residuen und einer verminderten oralen Boluskontrolle erlebbar. Der Schluckreflex wird später ausgelöst.

Pharyngeale Phase

Die altersbedingten Veränderungen in der pharyngealen Phase betreffen die Rachenmuskulatur, die Hebung des Zungenbeins und des Kehlkopfs, die Sensibilität im Rachen sowie die Schluckreflexauslösung. Der Rachen wird im Alter länger und weiter, und die Rachenmuskulatur (Schlundschnürer) kann sich schlechter zusammenziehen.

Die Gefühlsempfindung nimmt ab. Dadurch treten vermehrt Reste (Residuen in den Valleculae und Sinus piriformes) sowie Penetrationen auf. Die Hebung von Zungenbein und Kehlkopf ist ebenfalls reduziert, was zu einer verminderten Öffnung des oberen Ösophagussphinkters führen kann. Diese Veränderungen führen zu Ansammlungen von Speise- oder Speichelresten, sekundären Penetrationen und gelegentlich zu Aspirationen [3].

Ösophageale Phase

Funktionell kann es im Alter zu Veränderungen, wie einer reduzierten Öffnungsweite des oberen Ösophagussphinkters oder einer verlängerten Dauer der Öffnung kommen. Die Wellenbewegung der Speiseröhre nimmt ab und der Transport in den Magen wird eingeschränkt. Dies kann zu einem erhöhten Risiko für Reflux und Regurgitationen (Zurückfließen von Nahrungsbrei) führen. Im Alter kommt es häufiger zu Erkrankungen der Speiseröhre. Achalasie (Bewegungsstörung der Speiseröhre), Folgen von Reflux oder Zenker-Divertikel (Aussackung der Speiseröhre) sind mögliche Erkrankungen, die auf Funktionseinschränkungen der ösophagealen Phase zurückgehen.

EXKURS: Altersstimmstörung

Auch andere Funktionen nehmen im Alter ab, z. B. die Stimmfunktion. Als Presbyphonie wird die Altersstimme bezeichnet. Sie ist gekennzeichnet durch einen kleineren Stimmumfang und eine veränderte Stimme. Etwa 20 % der über 60-jährigen Menschen haben eine Presbyphonie. Die Altersstimme ist leiser, schwächer, weniger belastbar, belegt, weniger tragfähig, behaucht, instabil, zittrig und rau. Die Altersstimme wird oft von Altersschwerhörigkeit begleitet [7].

Tab. 1: Normaler Schluckvorgang versus mögliche Schluckveränderungen im Alter/Presbyphagie

Schluckphase	Normaler Schluckvorgang	Mögliche Veränderungen im Alter
Präorale Phase	▪ Sinneseindrücke: Anblick und Geruch von Speisen lösen Speichelproduktion aus ▪ Hinführen von Nahrung zum Mund	▪ Verminderte Speichelproduktion ▪ Vermindertes Durst- und Hungergefühl ▪ Verminderter Appetit ▪ Körperliche Einschränkungen
Orale Vorbereitungsphase	▪ Geschmacks- und Geruchsempfinden ▪ Empfindungen von Temperatur, Größe und Beschaffenheit der Nahrung ▪ Nahrungsaufnahme und Zerkleinerung ▪ Vermischen mit Speichel ▪ Zungen- und Kaubewegungen ▪ Platzierung des Bissens in der Zungenschüssel	▪ Die Wahrnehmung (Sensibilität und Sensorik) nimmt ab ▪ Unvollständiges Gebiss ▪ Mangelnder Speichel/ Mundtrockenheit ▪ Verletzungen der Mundschleimhaut und des Zahnfleischs ▪ Verlust der Muskelmasse und -kraft
Orale Phase	▪ Transport des Bissens auf der Zunge in den Mundrachen	▪ Abnahme der Schluckhäufigkeit ▪ Verlust von Muskelmasse und -kraft ▪ Verminderte Boluskontrolle ▪ Verlängerter Bolustransport
Pharyngeale Phase	▪ Auslösung des Schluckreflexes ▪ Verschluss der Nase durch das Gaumensegel ▪ Zungenbasisretraktion ▪ Kehlkopf- und Zungenbeinhebung ▪ Kehldeckelkippung ▪ Verschluss der Atemwege ▪ Atemstopp ▪ Aktivierung der Rachenmuskulatur ▪ Öffnen der Speiseröhre	▪ Verzögerte Auslösung des Schluckreflexes ▪ Verminderte Sensibilität ▪ Verminderte Muskelkraft ▪ Verlängerte Passage ▪ Vermehrte Penetration mit spontanem Reinigen (Husten, Räuspern) ▪ Vermehrte Residuen ▪ Verminderte Öffnung des oberen Speiseröhrenschließmuskels
Ösophageale Phase	▪ Transport durch die Speiseröhre (Wellenbewegungen) ▪ Öffnen des unteren Schließmuskels der Speiseröhre ▪ Schließen des oberen Speiseröhrenschließmuskels ▪ Reinigungswelle	▪ Verminderte Wellenbewegung der Speiseröhre ▪ Reduzierte Öffnung der Schließmuskeln der Speiseröhre ▪ Erhöhtes Risiko für Reflux und Regurgitation

Zusammenfassung

Im Alter treten verschiedene Veränderungen auf, die das Schlucken beeinträchtigen können. Diese Veränderungen können bis zu einem gewissen Grad kompensiert werden. Die Muskelkraft, das Bewegungsausmaß sowie die Empfindlichkeit nehmen ab. Der Geruchs- und Geschmackssinn sowie das Gespür auf der Schleimhaut werden vermindert. Der Rachen wird weiter und kann sich beim Schlucken schlechter zusammenziehen. Dies führt zum Verbleib von Resten.

Folgende Hinweise deuten auf eine Schluckstörung im Alter hin: Mundtrockenheit, vermehrte Reste im Mund, langsameres Kauen und Essen, verzögerte Auslösung des Schluckens, vermehrtes Eindringen von Material in den Kehlkopfeingang, Hängenbleiben von Nahrungsresten sowie Aufstauen und Zurückfließen von Nahrung in der Speiseröhre.

Hilfreiche Tipps im Umgang mit altersbedingten Veränderungen des Schluckens

In den vorhergehenden Kapiteln wurde erläutert, wie der normale Schluckvorgang abläuft und welche anatomischen Strukturen daran beteiligt sind. Es wurde aufgezeigt, wie sich das Schlucken im Alter verändert und welche Auswirkungen es für den betroffenen Menschen haben kann. Folgende Tipps sind als Anregung für Personen mit altersbedingten Veränderungen des Schluckens gedacht, sie ersetzen keine Schlucktherapie bei einer erfahrenen Schlucktherapeutin oder einem erfahrenen Schlucktherapeuten.

WICHTIG:
Bei hoher Aspirationsgefahr oder verminderter oraler Boluskontrolle sollten Sie zuvor eine Schluckuntersuchung oder eine ärztliche Besprechung durchführen. Wenn Sie oder Ihr Angehöriger an Schluckbeschwerden leiden, sollten Sie sich an einen Arzt oder eine Ärztin Ihres Vertrauens wenden. Diese können Sie an Fachspezialisten (Phoniatrie, Logopädie oder weitere Schluckspezialisten) weiterleiten.

In diesem Kapitel erhalten Sie Tipps für das Schlucken, die Sie im Alltag anwenden können. Alles beginnt mit einer günstigen Ausgangsposition, einer aufrechten Haltung. Danach werden Ursachen und Behandlungsmöglichkeiten für Speichelprobleme beschrieben. Kompensatorische Maßnahmen verhelfen zu einem gelingenden Schluckakt. Im Weiteren werden die Anpassung der Ernährung und Kostform sowie externe Hilfen erläutert.

Allgemeine Tipps für einen gelingenden Schluckakt:

- Achten Sie auf eine aufrechte, symmetrische Sitzhaltung
- Essen und trinken Sie in einer ruhigen Umgebung und ohne Ablenkung
- Sprechen Sie nicht während des Kauens. Anwesende Menschen sollten während des Essens keine Fragen stellen
- Lassen Sie sich Zeit für die Mahlzeit, auch wenn andere früher fertig sind oder Sie Ihre Mahlzeit erneut aufwärmen müssen

- Kauen Sie ausreichend und lange
- Verwenden Sie bei Bedarf mehr Soße, Mus oder Joghurt
- Nehmen Sie einen Bissen nach dem anderen und reinigen Sie Ihren Mund durch mehrfaches Nachschlucken
- Trinken Sie nach jedem Bissen einen Schluck Wasser
- Reinigen Sie Ihren Mund und die Zähne nach der Mahlzeit (mindestens mit der Zunge oder dem Finger, idealerweise mit der Zahnbürste oder mit Mundspülung)
- Machen Sie nach der Mahlzeit einen Verdauungsspaziergang, anstatt sich hinzulegen
- Nahrungsmittel nahe an der Körpertemperatur verzögern den Schluckreflex. Nimmt der Temperaturunterschied zu, verkürzt sich die Zeit des Schluckaktes [22]

Tipps für die Medikamenteneinnahme:

- Nehmen Sie Ihre Medikamente mit Mus oder Pudding ein anstatt mit Wasser; fragen Sie Ihren Arzt oder Ihre Apothekerin nach einer anderen Darreichungsform, falls Ihnen Tabletten Probleme bereiten
- Schlucken Sie eine Tablette nach der anderen

Haltung

Eine aufrechte Haltung erleichtert das Schlucken [2]. Eine symmetrische, möglichst aufgerichtete Haltung kann sitzend im Bett, im Sitzen auf einem Stuhl oder im Stehen erreicht werden. Eine Bewegung ist ein komplexes Zusammenspiel von Gelenken, Muskeln, Sehnen und Bändern. Alle Gelenke, Muskeln, Sehnen und Bänder im Körper stehen miteinander in Zusammenhang. So ist es auch im Bewegungsablauf des Schluckaktes wichtig, dass diese Strukturen zusammenspielen.

Eine aufrechte Haltung am Tisch bedeutet, dass die Füße parallel und flach auf dem Boden stehen. Die Knie sind im rechten Winkel über den Füßen. Das Becken bildet einen rechten Winkel mit den Oberschenkeln. Der Rücken ist aufgerichtet und der Kopf etwas nach vorne geneigt („langer Nacken"). Der Blick geht in Richtung Teller auf dem Tisch. Die Unterarme können zur Entlastung zwischen den Bissen auf dem Tisch abgestützt werden.

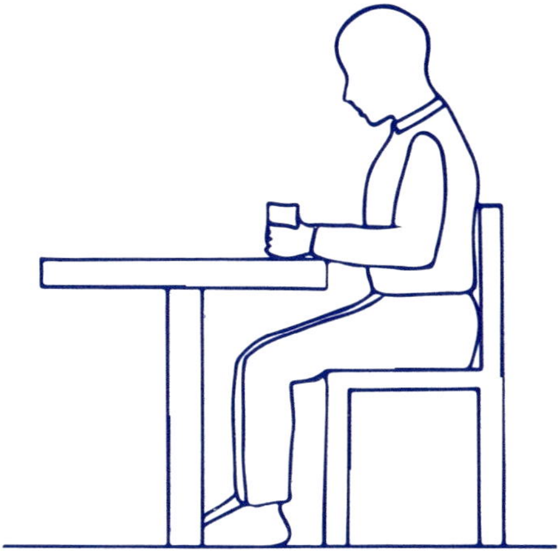

Abb. 6: Aufrechte Körperhaltung am Tisch

Die Tiefenmuskulatur für die aufrechte Haltung sollte regelmäßig durch Stärkungsübungen der Rumpfmuskulatur trainiert werden, z. B. durch gezieltes Krafttraining, Pilates oder Physiotherapie. Zur Tiefenmuskulatur gehören Bauchmuskeln, Beckenboden, einige Rücken-, Brust- und Halsmuskeln, Hüftmuskeln und Teile der Beinmuskulatur. Bei alltäglichen Aktivitäten können bestimmte Muskelgruppen wechselnd trainiert und entlastet werden. Abwechselnd sitzen, gehen oder stehen sowie Treppensteigen verändern die Haltung. Sich recken und strecken entlastet die Haltungsmuskeln.

Für eine aufrechte Haltung braucht es eine Grundkraft der Muskeln. Falls diese nicht vorhanden ist, sollte sie mit gezieltem Training oder Physiotherapie aufgebaut werden. Wenden Sie sich hierfür an Ihre Ärztin oder Ihren Physiotherapeuten.

Bei älteren Menschen nimmt die Grundkraft der Haltungsmuskeln ab (Sarkopenie) und eine aufgerichtete Haltung im Alltag kann unter Umständen nicht mehr gewährleistet werden. Somit sind leichte Veränderungen der Körperposition nicht mehr ausreichend, um den Haltungsmuskeln eine Pause zu gönnen, damit sie optimal arbeiten können. Regelmäßiges Training der Grundmuskelkraft der Haltungsmuskeln ist daher zu empfehlen. Bei langem Sitzen im Auto oder vor dem Computer können die Muskeln einseitig belastet werden und so kann es zu Nackenverspannungen und passiver Haltung kommen. Deshalb ist ein Ausgleich der Muskelbeanspruchung wichtig.

Zusammenfassung

Eine aufrechte, symmetrische Haltung begünstigt den Schluckablauf. Oft reicht die Grundkraft der Haltungsmuskeln im Alter nicht mehr aus, um eine aufrechte Haltung zu gewährleisten. Die Grundkraft für die aufrechte Haltung sollte regelmäßig trainiert werden, um einem Muskelabbau vorzubeugen. Haltungsänderungen und alltägliche Aktivitäten entlasten die Muskeln. So kommt es nicht zu einseitigen Belastungen. Das Essen und Trinken sollte in einer möglichst aufrechten Körperposition erfolgen.

Speichel

Im Laufe eines Tages produzieren die Speicheldrüsen etwa 1,5 Liter Speichel, den wir überwiegend unbewusst schlucken. Die Schluckfrequenz tagsüber ist höher als nachts, wo weniger Speichel produziert wird. In 24 Stunden schlucken wir bis zu 2000 Mal zur Nahrungsaufnahme und zum Speichelschlucken [2]. Der Speichel wird von drei Drüsen gebildet: der Speicheldrüse unter der Zunge, der Ohrspeicheldrüse und den Unterkieferdrüsen. Die Speichelproduktion passt sich den verschiedenen Situationen an: dem Anblick, Geruch und Geschmack von Speisen, Berührungen oder der Menge der Flüssigkeitszufuhr. Eine Anpassung der Speichelproduktion erfolgt auch bei Erkrankungen oder Veränderungen im vegetativen (autonomen) Nervensystem.

Die Funktionen des Speichels:

- Schutz und Reparatur der Zähne (Neutralisierung von Säuren)
- Verdauung und Reinigung durch Enzyme
- Bessere Geschmackswahrnehmung
- Befeuchtung, Spülung und Reinigung des Mundes
- Gleitfunktion für das Sprechen und Schlucken
- Antimikrobielle Wirkung als Teil des Immunsystems (Barrierefunktion für Krankheitserreger) [13]

Störungen der Speichelproduktion können sich in einem übermäßigen oder einem verminderten Speichelfluss zeigen. Es ist wichtig, die Ursache der gestörten Speichelproduktion ausfindig zu machen, damit diese in erster Linie behandelt werden kann.

Erhöhter Speichelfluss (Hypersalivation)

Starker Speichelfluss kann durch eine erhöhte Speichelproduktion ausgelöst werden. Dies zeigt sich in vermehrtem Schlucken oder Ausspucken von Speichel. Ursachen für vermehrte Speichelproduktion können Infektionen oder Erkrankungen in der Mundhöhle oder den Speicheldrüsen sein sowie Kariesbefall der Zähne. Bei Erbrechen und Übelkeit kann es kurzzeitig zu erhöhter Speichelproduktion kommen. Erhöhter Speichelfluss kann für Betroffene sehr unangenehm werden.
Ein erhöhter Speichelfluss kann auch aufgrund einer verminderten Schluckfrequenz entstehen. D. h., wenn man weniger schluckt, wird der Speichel nicht wegtransportiert. Starker Speichelfluss muss nicht zwingend von einer erhöhten Speichelproduktion verursacht werden [11].

Tipps bei erhöhtem Speichelfluss:

- Schlucken Sie öfter (Erhöhung der Schluckfrequenz)
- Achten Sie auf Ihre Ernährung und meiden Sie reizende, saure oder scharfe Speisen
- Meiden Sie Genussmittel wie Alkohol und Kaffee
- Trinken Sie genügend Wasser (etwa 1,5 Liter) über den Tag verteilt
- Spülen Sie den Mund mit Salbeitee oder trinken Sie 1-2 Tassen Salbeitee pro Tag
- Nehmen Sie in Absprache mit Ihrer Ärztin oder Ihrem Apotheker Salvia-Tropfen ein
- Lassen Sie Ihre eingenommenen Medikamente von Ihrem Hausarzt oder Ihrer Fachärztin auf Präparate kontrollieren, die den Speichelfluss verändern können
- Lassen Sie die Ursache des erhöhten Speichelflusses abklären
- Nutzen Sie homöopathische Präparate, wie z. B.: Belladonna, Alumina, Ammonium Carbonicum [11]
- Sprühen Sie mehrmals täglich Rosenwasser in Ihren Mund. Rosenhydrolat wirkt zusammenziehend, schmerzstillend und entzündungshemmend [12]
- Inhalieren Sie 2 x täglich bei Verschleimung: Geben Sie dazu zwei Tropfen eines ätherischen Öls (z. B. Lärche, Lorbeer) auf 1-2 Liter heißes Wasser [16]

Es gibt Medikamente, die die Speichelproduktion hemmen. Auch Botox-Injektionen in die Speicheldrüsen vermindern den Speichelfluss. Dies kann aber wiederum zu zähem Speichel und verminderter Gleitfähigkeit des Bolus beim Essen führen. Die Vor- und Nachteile einer Botox-Injektion sollten mit dem Facharzt gut besprochen und abgewogen werden.

Verminderter Speichelfluss (Hyposalivation)

Bei der Hyposalivation (objektiv nachweisbare verminderte Speichelproduktion) wird zu wenig Speichel produziert. Dies kann zu geröteter Mundschleimhaut und Infektanfälligkeit führen. Mundtrockenheit (Xerostomie) ist die Extremform von Hyposalivation. Die Ursachen für verminderte Speichelproduktion können altersbedingt sein, sie kann aber auch durch Medikamentennebenwirkungen ausgelöst werden. Viele Medikamente lösen eine Hyposalivation oder Xerostomie (subjektive Mundtrockenheit) aus. Strahlentherapie kann kurzzeitig oder nach Jahren Mundtrockenheit auslösen. Tumore oder weitere Erkrankungen der Speicheldrüsen können den Speichelfluss ebenfalls mindern. Weitere Ursachen sind chronischer Stress, zuckerhaltige/kohlenhydratreiche Ernährung, Mundatmung (tagsüber oder nachts) und Zahnprothesen.

Ein verminderter Speichelfluss erschwert das Kauen und den Schluckvorgang. Der Speichel kann schaumig oder klebrig-zäh werden. Oft berichten Betroffene, dass sie den zähen Speichel kaum mehr schlucken können und ihn stattdessen ausspucken müssen.

Der Speichel schützt die Zähne vor Karies und Säuren. Ohne neutralisierenden Speichel kann es zu Mundgeruch kommen. Zahnfleischbluten, Schmerzen, Brennen auf der Zunge, rissige Lippen und Kariesbefall können Folgen von verminderter Speichelproduktion sein. Das Sprechen und Essen können unangenehm werden. Verminderter Speichelfluss kann zu reduzierter Geschmackswahrnehmung und Freude am Essen sowie zu Beeinträchtigungen der Verdauung führen.

Im Alter kommt es bei 35 % der Menschen zu reduziertem Speichelfluss [13].

Tipps zur Speichelstimulation:

- Lassen Sie Ihre Medikamente von Ihrem Vertrauensarzt auf Wirkstoffe und Wechselwirkungen kontrollieren, die den Speichelfluss verändern können, und besprechen Sie zusammen Alternativen
- Lassen Sie andere Ursachen der Mundtrockenheit abklären
- Trinken Sie genügend Wasser (etwa 1,5 Liter) über den Tag verteilt
- Massieren Sie Ihre Ohrspeicheldrüse zur Stimulation der Speichelproduktion (Abb. 7)

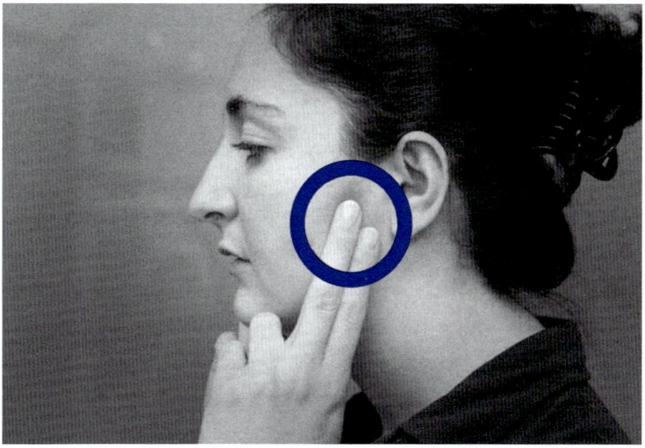

Abb. 7: aus Filippi et al. Mundtrockenheit. Berlin: Quintessenz, 2022 – mit freundlicher Genehmigung

- Säuren regen die Speichelproduktion an: Lutschen Sie Bonbons, die mit Apfelsäure (E 296) oder Zitronensäure (E 330) versetzt sind [13]
  Achtung: Zu viel Säure greift die Zähne an!
- Lutschen Sie Lutschbonbons, die mit Xylitol (Birkenzucker) oder Erythrit gesüßt sind
- Lutschen Sie Vitamin-C-Kautabletten
  Achtung: Zu viel Säure greift die Zähne an!
- Kauen Sie Kaugummis ohne Zucker, Kauen regt den Speichelfluss an
- Konsumieren Sie befeuchtende, zuckerfreie Bonbons, z. B. mit Glycerin oder Isländisch Moos
- Befeuchten Sie Ihren Mund mit Lindenblüten-, Malvenblüten-, Pfefferminz- oder Königskerzenblütentee
- Nutzen Sie Kräuter (z. B. Salbei, Majoran) und Gewürze (z. B. Ingwer, Chili, Pfeffer), die den Speichelfluss und den Geschmack anregen
- Reinigen Sie Ihre Zähne mehrmals pro Tag und achten Sie auf eine gute Mundhygiene
- Lassen Sie regelmäßig Ihre Zähne professionell reinigen und kontrollieren
- Achten Sie auf einen guten Zahnstatus oder einen guten Sitz der Zahnprothesen
- Ölziehen mit reinem Kokosfett, Raps- oder Olivenöl kann den Mund pflegen und schädigt die Zähne nicht. Ziehen Sie dazu einen Teelöffel Speiseöl langsam durch den Mund und spucken Sie das Öl nach 2-4 Minuten aus. Biokokosöl wirkt kühlend, schmerzstillend und pflegend [12]

- Akupunktur kann bei Mundtrockenheit helfen [13]
- Besprechen Sie mit Ihrer Ärztin/Ihrem Arzt Speichelersatzmittel (Gels, Sprays oder Mundspülungen)
- Verwenden Sie einen Luftbefeuchter im Schlafzimmer
- Vermeiden Sie nächtliche Mundatmung durch Seitenlage oder mit einem hautfreundlichen, medizinischen Klebeband am Mund (z. B. Myotape)
- Inhalieren Sie bei trockenen Schleimhäuten 2 x täglich etwa 10 Minuten mit einem Inhalator oder einer Schüssel mit heißem Salzwasser oder Kamillenextrakt und einem Handtuch.

Vermindertes Durstgefühl, reduzierte Speichelproduktion, verringerte Geruchs- und Geschmackswahrnehmung, Mundtrockenheit und Kaubeschwerden beeinflussen sich im Alter gegenseitig. Folgeschäden von Mundtrockenheit sollten unbedingt vermieden werden.

Zusammenfassung

Im Alter kommt es häufig zu Veränderungen des Speichelflusses. In der Regel ist der Speichelfluss im Alter eher vermindert als erhöht. Mundtrockenheit, Schmerzen im Mund, Entzündungen, erschwertes Kauen und Schlucken können Folgen davon sein. Viele Medikamente haben Auswirkungen auf die Speichelproduktion. Besprechen Sie mit Ihrem Arzt Ihre Medikamente. Achten Sie auf eine ausreichende Flüssigkeitszufuhr und regen Sie die Speichelproduktion an. Nutzen Sie dazu die verschiedenen Tipps und Hausmittel. Reinigen Sie Ihren Mund und Ihre Zähne mehrmals täglich selbst und mehrmals pro Jahr professionell. Achten Sie auf den Mundschluss und die Nasenatmung.

Kompensation

Da der Schluckvorgang ein Bewegungsablauf ist, trainiert man das Schlucken am besten über die Bewegung des Schluckaktes selbst. Es gilt der Satz: „Schlucken lernt man über das Schlucken" [3]. Tipp: Schlucken Sie Ihren Speichel oder Ihr Sekret nach Möglichkeit herunter, anstatt auszuspucken.

Zu den kompensatorischen Maßnahmen gehören spezielle Schluckmanöver, Haltungsänderungen und Reinigungstechniken. Diese verändern das Schlucken mit dem Ziel, den Schluckablauf effizienter und sicherer zu gestalten. Sammeln sich zu viele Reste im Rachen an, wird empfohlen, Reinigungstechniken anzuwenden. Im folgenden Abschnitt wird eine Auswahl an kompensatorischen Maßnahmen wie einfache Reinigungstechniken und Haltungsänderungen vorgestellt.

Probieren Sie aus, ob Ihnen folgende Techniken bei Ihren Beschwerden helfen, und besprechen Sie Ihre Beobachtungen mit Ihrer Therapeutin und/oder Ihrem Hausarzt.

Reinigungstechniken

Willkürliche Rachenreinigung (throat clearing)
Wenn Sie das Gefühl von Resten im Rachen haben, husten Sie kräftig! Oder räuspern Sie sich kräftig! Schlucken Sie anschließend nach.
Durch kräftiges Husten oder Räuspern (pharyngeale Expektoration) wird der Rachen gereinigt. Diese Reinigungstechnik ist sehr effektiv, jedoch wird sie in Anwesenheit anderer Menschen teilweise als unangenehm vom Betroffenen befunden.

Nachschlucken
Schlucken Sie nach jedem Bissen erneut leer nach!
Durch das wiederholte Nachschlucken werden Reste abtransportiert. Das Nachschlucken kann mehrmals erfolgen, bevor ein neuer Bissen in den Mund genommen wird.

Praktischer Tipp:
Die willkürliche Rachenreinigung kann mit dem Nachschlucken kombiniert werden: Schlucken Sie den Bissen hinunter, husten Sie kräftig und schlucken Sie leer nach.

Haltungsänderungen

Beim Schlucken Kinn nach unten (chin down)

Legen Sie Ihr Kinn Richtung Brust. Wenn Sie am Esstisch sitzen, schauen Sie Ihren Teller an und neigen Sie den Kopf leicht nach vorne zum Trinken. *Chin down/Kinn nach unten* ermöglicht eine bessere Boluskontrolle. Das Ziel ist es, ein vorzeitiges Abgleiten des Schluckbissens (Leaking) zu vermeiden. Die Kopfneigung bewirkt, dass die Zungenbasis und der Rachen näher beieinander sind. So kann der Eingang des Kehlkopfs geschützt werden [3].

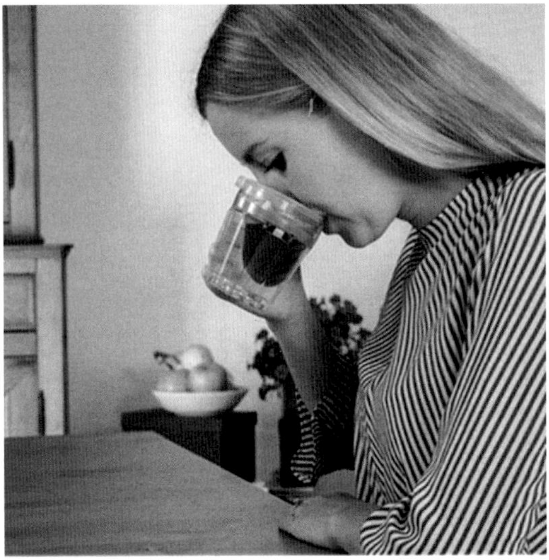

Abb. 8: Chin down – mit freundlicher Genehmigung von iuvas care

Zusammenfassung

Zu den kompensatorischen Maßnahmen gehören die Reinigungstechniken (Rachenreinigung und Nachschlucken) und Haltungsänderungen (Kinn nach unten). Beim kräftigen Schlucken wird so mehr Druck aufgebaut, um effizienter schlucken zu können. Das Abschlucken kann dadurch erleichtert werden. Reinigungstechniken haben zum Ziel, die Reste im Rachen zu vermindern. Wenn Sie beim Schlucken das Kinn nach unten halten, wird das Leaking verhindert. So kann einem Verschlucken, insbesondere von Flüssigkeiten, vorgebeugt werden.

Adaption: Kostanpassung und Ernährung

Eine ausgewogene und bedarfsdeckende Ernährung ist in jedem Lebensabschnitt bedeutsam für Gesundheit und Wohlbefinden. Im Alter verändern sich der Bedarf und Verbrauch von Energie, die Sinneswahrnehmungen, das Durstempfinden, der Appetit und die Verdauung. Während der Nährstoffbedarf gleich bleibt oder höher wird als in jungen Jahren, nimmt der Energieverbrauch eher ab. Essen und Trinken dienen nicht nur der Versorgung des Körpers, sondern bereiten auch Freude und Genuss. Gesellschaftliche Anlässe sind oft an Essen und Trinken gebunden. Mahlzeiten haben eine hohe soziale Bedeutung und geben dem Tagesablauf Struktur [14].

Ziele für die Ernährung im Alter bei Schluckstörungen sind:

- Bedarfsdeckende Ernährung und genügend Flüssigkeitszufuhr
- Vorbeugung von Mangelernährung
- Vorbeugung eines ungewollten Verlusts von Gewichts- und Muskelmasse und Knochensubstanz
- Genussvolle Ernährung
- Vermeidung von Ernährung über die Sonde

Eine ungenügende Trinkmenge kann zu Kopfschmerzen, Vergesslichkeit, Verwirrtheit und Verstopfung führen. Auf die Folgen von Mangelernährung wird später noch näher eingegangen. Im Folgenden erhalten Sie Tipps zu Kostform und Konsistenzen, Appetit und Ernährung. Ziel ist es ebenfalls, das Schlucken einfacher und sicherer zu gestalten. Die Veränderung der Ernährung zählt zu den adaptiven Maßnahmen, wobei die Umwelt an die Schluckstörung angepasst wird.

Kostform (Ernährungsform)

Der Begriff „Kostform" definiert die jeweiligen Kriterien und Regeln einer bestimmten Ernährungsform, die aus praktischen oder ethisch-moralischen Gründen vorgegeben werden. Aus praktischer Sicht kann beispielsweise bei Kaustörungen feste Nahrung, wie z. B. Rohkost, Brotrinde oder Nüsse, ausgelassen werden. Es gibt verschiedene Bezeichnungen für die jeweiligen Kostformen: Normalkost, weiche Kost, pürierte Kost, Smooth Food, flüssige Kost, Vollwertkost, vegetarische Kost usw.

Anpassungen der Kostform und Konsistenzen dienen dazu, das Schlucken einfacher und sicherer zu gestalten. Um eine einheitliche Sprache und Definition der Koststufen zu erhalten, wurde eine internationale Initiative zur Standardisierung der Diätkost (IDDSI) ins Leben gerufen. Diese Stufen können auf der Homepage eingesehen werden: www.iddsi.org. So können die Konsistenzen von Getränken und Speisen einheitlich bezeichnet werden. Dies hat den Vorteil, dass alle Beteiligten – Patienten, Küchenfachpersonal, Ärzte, Therapeuten und Pflegekräfte – ein gemeinsames Verständnis davon haben, was die jeweilige Kostform beinhaltet.

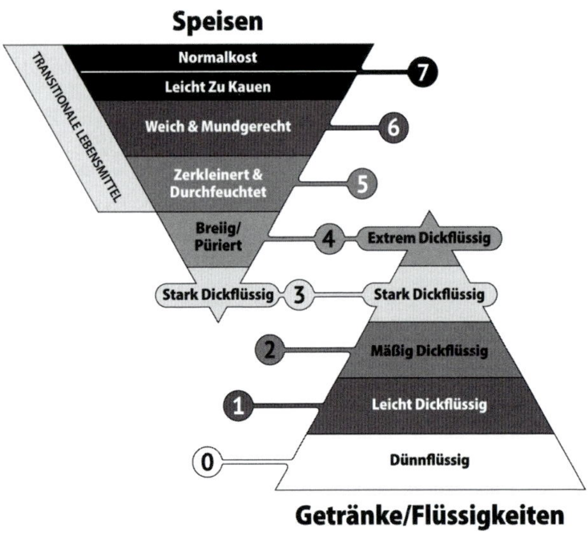

Abb. 9: IDDSI-Grundstruktur (International Dysphagia Diet Standardisation Initiative)

Normalkost ist nach IDDSI der Stufe 7 zugeordnet. Sie wird eingeteilt in Normalkost und leicht zu kauende Kost (mit der Gabel zerteilbar). Eine Flüssigkeit wie Wasser entspricht der IDDSI-Stufe 0. Je nach Schluckbeschwerden können diejenigen Stufen ausgewählt werden, deren Konsistenzen am besten geschluckt werden können.

Tipps für Kostform und Konsistenzen

Bei Kauproblemen:

Bei Kauproblemen ist weiche Kost (IDDSI 6) oder leicht zu kauende Kost (IDDSI 7) zu bevorzugen:

- Garen Sie das Gemüse etwas länger
- Kochen Sie Früchte ohne Schalen zu einem Mus
- Kochen Sie Getreidebrei oder feine Haferflocken für Ihr Müsli
- Weichen Sie Zwieback oder trockene Kekse in Joghurt, Milch oder Säfte ein
- Reiben Sie rohe Früchte oder Gemüse besonders fein
- Schneiden Sie die Brotrinde weg
- Essen Sie weich gekochte Speisen mit Soße, Puddings oder Soufflés
- Schneiden Sie das Essen bei Bedarf klein
- Bevorzugen Sie zarte Fleischstücke oder weiche Eiweißlieferanten wie Eier, Tofu, Käse, Quark, Quorn (ein aus bestimmten Pilzzellen gewonnener Fleischersatz), Seitan (ein aus Weizeneiweiß gewonnenes Lebensmittel mit fleischähnlicher Konsistenz) usw.

Bei Schluckproblemen generell:

- Meiden Sie Mischkonsistenzen wie Suppen mit Einlagen oder Frühstücksflocken mit Milch
- Meiden Sie Früchte und Gemüse mit zähen Häuten, Kernen und Samen, wie z. B. Tomaten, Trauben, Brombeeren, Wassermelonen; entfernen Sie die Häute/Schalen oder passieren Sie die Samen und Kerne durch ein Sieb
- Verwenden Sie Nussmus (Mandelmus, Sesammus, Macadamiamus usw.) statt ganzer Nüsse
- Essen Sie mehr Soße zum Menü, damit der Schluckbissen einfacher gleitet
- Schlucken Sie Medikamente mit Pudding, Joghurt oder Mus anstatt mit Wasser

Bei Problemen mit Flüssigkeit:

- Nehmen Sie kleine Schlucke und achten Sie auf Ihre Kopfhaltung (Kinn nach unten)
- Bei Bedarf können Eindickungspulver (Andickungspulver) verwendet werden, um die Flüssigkeiten zähflüssiger zu machen (IDDSI 1, 2, 3 oder 4: gering, leicht, mittel oder stark eingedickt). Eingedickte Getränke verlangsamen die Fließgeschwindigkeit und erhöhen die Sicherheit [3]. Zähflüssige Getränke geben mehr Informationen (sensorischen Input). Verwenden Sie ein Eindickungspulver, das

amylaseresistent ist. Das bedeutet, dass die im Speichel enthaltenen Enzyme die Verdickung nicht wieder aufheben.

- Kohlensäurehaltige oder saure Getränke können den Schluckreflex besser auslösen [3]

In der Schluckabklärung und Schlucktherapie werden in kontrollierten Situationen verschiedene Konsistenzen ausprobiert. So kann die sicherste und effizienteste Ernährungsform gewählt und laufend überprüft werden. Sprechen Sie Ihren Arzt oder Ihre Therapeutin darauf an.

Ernährungstipps im Alter:

- Führen Sie ein Trinkprotokoll, damit Sie einen Überblick haben, ob Sie genügend Wasser trinken. Stellen Sie zur Erinnerung Krüge oder Gläser an sichtbare Stellen
- Achten Sie auf eine ausreichende Eiweißzufuhr. Konsumieren Sie daher in jeder Hauptmahlzeit und in 1-2 Zwischenmahlzeiten ein eiweißreiches Lebensmittel
- Achten Sie beim Gemüse auf eine schonende Zubereitung, damit die Nährstoffe erhalten bleiben (auf einem Siebeinsatz dämpfen, dünsten oder im Steamer garen statt im Wasser kochen)
- Integrieren Sie ausreichend Gemüse (etwa 3 Handvoll über den Tag) in Ihren Speiseplan, auch als Zwischenverpflegung
- Trinken Sie Gemüse-/Frucht-Smoothies oder Gemüsesäfte
- Verwenden Sie hochwertige pflanzliche Öle und Nussmus
- Erhöhen Sie den Nährstoffgehalt mit Vollkornprodukten
- Besprechen Sie Ihre Ernährung mit Ihrem Hausarzt/einer Ärztin Ihres Vertrauens und/oder konsultieren Sie die Ernährungsberatung

Tipps zur Appetitanregung:

- Essen Sie mehrere kleine Portionen über den Tag verteilt
- Richten Sie Ihren Teller appetitlich an
- Decken Sie Ihren Esstisch ansprechend ein, mit farblichen Kontrasten und angenehmer Beleuchtung, z. B. mit Tischsets, Kerzen, Servietten
- Verwenden Sie frische, zerkleinerte Kräuter und Gewürze [14]
- Bringen Sie Abwechslung in Ihre Mahlzeiten und probieren Sie neben altbekannten Rezepten auch neue aus
- Trinken Sie Magentees mit Bitterstoffen [12]
- Bewegen Sie sich viel und oft an der frischen Luft

Bewährt haben sich auch pflanzliche Urtinkturen, z. B. Centaurium (Tausendgüldenkraut), Gentiana lutea (Gelber Enzian), Melissa comp. (Kombinationsmittel von Ceres), Taraxacum (Löwenzahn), Angelica archangelica (Engelwurz), Cynara scolymus (Artischocke), Absinthium (Wermut) oder Millefolium (Schafgarbe) [15]. Fragen Sie Fachpersonen aus der Naturheilkunde oder Ihren Apotheker, welche Pflanze am besten zur aktuellen Situation passt.

Cayenne-Extrakt/Capsaicin

Für die Schärfe in Chilipflanzen ist das Capsaicin verantwortlich. Es ist ein natürlicher Inhaltsstoff verschiedener Paprikasorten. Die tägliche Einnahme von Cayenne-Extrakt mit 500.000 Schärfe-Einheiten nach der Scoville-Skala hat auf das Schlucken im Alter verschiedene Wirkungen:

- Verbesserung der Atemschutzreflexe/Husten [17] (als Pastille eingenommen)
- Verbesserung der Schluckreflexauslösung [18] (als Zugabe im Trinkwasser)
- Als präventive Maßnahme bei älteren Menschen zur Vermeidung einer Lungenentzündung [19]
- Verbesserung der Latenzzeit des Schluckreflexes [20] (Chinakohl in Capsaicin eingelegt)

Bislang sind keine schwerwiegenden, unerwünschten Nebenwirkungen von Capsaicin bekannt [21]. Bei Fragen zu der Capsaicin-Einnahme wenden Sie sich an Ihre Ärzteschaft.

Zusammenfassung

Eine ausgewogene und bedarfsdeckende Ernährung im Alter ist besonders wichtig zur Erhaltung der Gesundheit und des Wohlbefindens. Im Alter verändern sich der Verbrauch von Energie, die Sinneswahrnehmungen, das Durstempfinden, der Appetit und die Verdauung. Essen und Trinken dienen nicht nur der Versorgung des Körpers, sondern bereiten bestenfalls auch Freude und Genuss. Mahlzeiten haben eine hohe soziale Bedeutung und geben dem Tagesablauf Struktur. Auf eine bedarfsdeckende, nährstoffreiche Ernährung und genügende Flüssigkeitszufuhr ist deshalb zu achten. Fehl- oder Mangelernährung sollten vermieden werden. Die Kostform sollte an die Kau- und Schluckfunktion angepasst werden. Meiden Sie feste Häute, Schalen oder Kerne. Mischkonsistenzen sollten ebenfalls gemieden werden, falls sie Schluckprobleme bereiten. Sollten Sie wenig Appetit verspüren und bereits eine Gewichtsabnahme beobachtet haben, probieren Sie die genannten Tipps aus oder wenden sich an die Fachperson Ihrer Ärzteschaft.

Adaption: Hilfsmittel

Bei Schluckstörungen gibt es verschiedene adaptive Maßnahmen. Ziel ist es, die Umwelt an die Schluckstörung anzupassen. Dazu gibt es Trink- und Esshilfen von verschiedenen Herstellern.

Nehmen Sie kleine Schlucke mit dem Kinn nach unten. Damit Sie den Kopf beim Trinken etwas nach unten halten können, bieten sich Tassen, Gläser und Becher mit großer Öffnung an. Kleine Tassen und beispielsweise Sektgläser bewirken oft, dass der Kopf nach hinten in den Nacken gelegt werden muss, dabei kann es eher zum Verschlucken kommen.

Trinkhilfen

Als Trinkhilfen eignen sich:

- Becher mit vergrößerter Öffnung für die Kopfhaltung nach unten
- Becher mit Deckel und schmaler Öffnung, damit nur kleine Mengen herausfließen
- Nasenausschnittsbecher

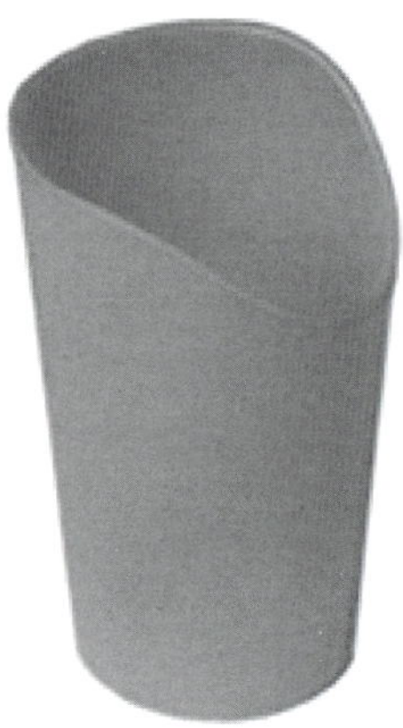

Abb. 10: Nasenausschnittsbecher, mit freundlicher Genehmigung von iuvas care

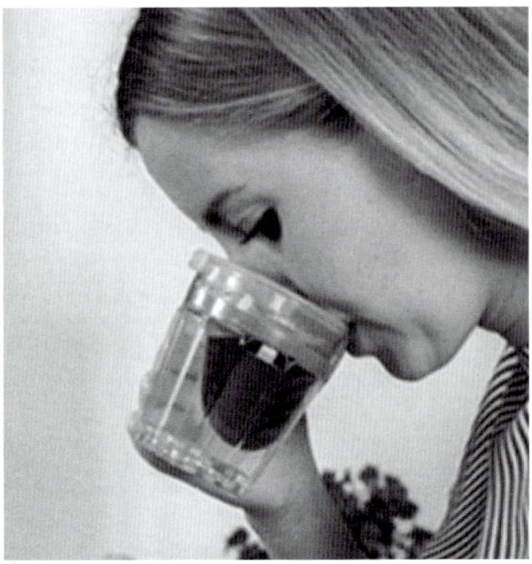

Abb. 11: Sippa Trinkhilfe, mit freundlicher Genehmigung von iuvas care

- Becher mit einem oder zwei Henkeln
- Spezielle Aufsätze, die die Kopfhaltung nach unten begünstigen
- Spezielle Trinkhalme, z. B. mit Rückfließ-Stopp oder Strohhalmhalter; handelsübliche Trinkhalme sind nicht zu empfehlen

Praktischer Tipp:
Schnabelbecher und handelsübliche Strohhalme eignen sich nicht bei Schluckstörungen. Der Schnabel verunmöglicht den Lippenkontakt mit dem Getränk und es kann zu verspäteter Auslösung des Schluckreflexes sowie zum Verschlucken kommen [3].

Esshilfen

- Teller mit Antirutschboden oder hohem Rand
- Griffverdickung am Besteck
- Gebogenes Besteck
- Antirutschunterlagen
- Spezielle Löffel [3]

Diese Esshilfen können z. B. bei motorischen Beeinträchtigungen wie einseitigen Lähmungen und/oder verminderter Sensorik verwendet werden. Beraten kann Sie dazu eine Ergotherapeutin oder ein Hilfsmittelexperte.

Zusammenfassung

Gläser, Tassen und Becher mit großer Öffnung bewirken eine günstige Kopfhaltung nach vorne unten. Bei kleinen Tassen oder Gläsern wird der Kopf eher in den Nacken gelegt, was zum Verschlucken führen kann. Nehmen Sie kleine Schlucke mit dem Kinn nach unten. Spezielle Trinkhilfen können ebenfalls zu einer günstigen Kopfhaltung verhelfen. Zu den Esshilfen zählen spezielle Teller, Besteck und Antirutschunterlagen.

Schluckstörung

Die Dysphagie ist eine erworbene Störung des Schluckaktes, wobei alle Phasen des Schluckens auf unterschiedliche Art und Weise gestört sein können. Der Vorgang des Schluckens umfasst den Transport von Speichel, Sekret, Nahrung und Flüssigkeiten über den Mund in den Magen [3].

Bei Störungen des Schluckablaufs kann es u. a. zu Erstickungsanfällen oder zum Verschlucken kommen. In der Fachsprache wird das Verschlucken als Aspiration bezeichnet, wenn Bolusmaterial unterhalb der Stimmlippen gelangt. Oft bemerken Betroffene, dass sie vermehrt nachschlucken müssen und mehr Reste im Mund oder Hals haben.

Die wichtigsten Symptome einer Dysphagie sind:

- Leaking: Vorzeitiges Abgleiten des Bolus in den Rachen vor der Auslösung des Schluckreflexes
- Residuen oral, pharyngeal oder laryngeal: Reste im Mund, Rachen oder Kehlkopf
- Penetration: Eindringen von Material in den Kehlkopf bis zur Stimmlippenebene oder in die Nase
- Aspiration: Eindringen von Material durch die Stimmlippenebene in die Luftröhre [4].
- Drooling: Herauslaufen von Speichel oder Nahrung aus dem Mund

Definition

STILLE PENETRATION:
Eindringen von Material in den Kehlkopf bis zu den Stimmlippen, ohne Auslösung einer Hustenreaktion

STILLE ASPIRATION:
Eindringen von Material in die Luftröhre, ohne Auslösung einer Hustenreaktion

Eine Aspiration ist gefährlich, vor allem wenn sie „still" verläuft, d. h. ohne Hustenreflex. Bei gesunden Menschen wird Material, das in den Kehlkopf eindringt oder in die Luftröhre gelangt, durch einen kräftigen, reflektorischen Husten hinausbefördert. Wenn die Empfindlichkeit nicht ausreichend vorhanden ist oder die Schluckfunktionen anderweitig beeinträchtigt sind, kann es zu stillen Aspirationen oder stillen Penetrationen kommen. Diese sind besonders gefährlich, weil sie von außen nicht beobachtbar sind. Wenn Nahrung, Speichel oder Mageninhalt in die Lunge gelangt, kann dies zu Lungenentzündungen führen.

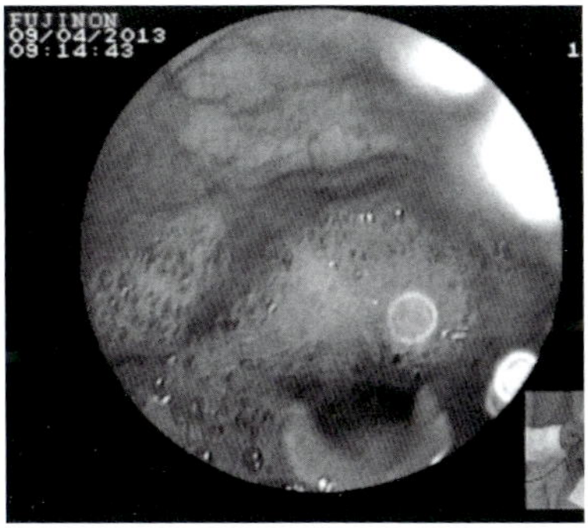

Abb. 12: Sichtbare Penetration von Speichel und eingefärbtem Schluckgut in den Kehlkopfeingang

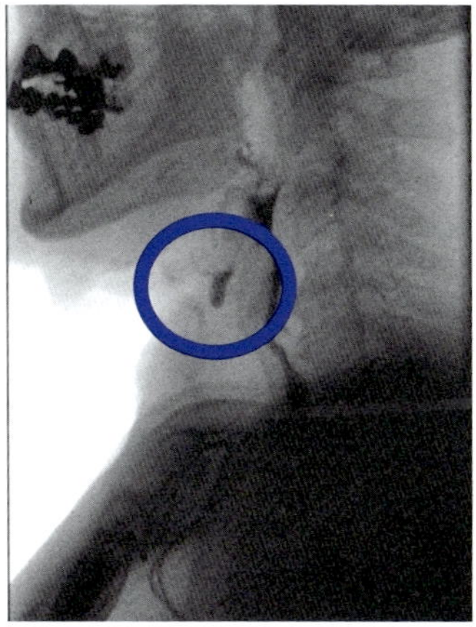

Abb. 13: Schlucken von breiiger Konsistenz mit Öffnung des oberen Ösophagussphinkters, gleichzeitig ist aber auch eine intradeglutitive Aspiration zu sehen

Wie berichten Betroffene von ihren Schluckproblemen?

Nicht immer sind die Leitsymptome der Schluckstörung direkt beobachtbar. Betroffene beschreiben ihr Leiden unterschiedlich. Einige Aussagen von Menschen mit Schluckstörungen, die während des Essens direkt zu beobachten sind, werden hier aufgelistet.

Direkte Hinweise auf Schluckstörungen sind:

- Ich muss beim Essen oft husten oder mich räuspern.
- Ich habe Angst, mich beim Essen oder Trinken zu verschlucken.
- Nach dem Essen habe ich viele Reste im Mund oder im Rachen.
- Ich habe keine Freude mehr am Essen.

- Ich brauche mehr Zeit zum Essen als die anderen.
- Meine Stimme klingt nach dem Trinken nass.
- Ich muss Speichel oder Nahrung ausspucken.
- Ich verliere Speichel oder Nahrung aus meinem Mund.

Indirekte Hinweise auf eine Schluckstörung sind:

- Unklares Fieber
- Vermehrte Verschleimung
- Brodelnde Atmung
- Nass-gurgelige Stimme
- Pneumonie (Lungenentzündung)
- Gewichtsverlust
- Nahrungsverweigerung
- Dehydratation (Flüssigkeitsmangel)

Die indirekten Hinweise können, müssen aber nicht mit einer Schluckstörung zusammenhängen.

Eine „nasse" Stimme ist ein dringender Hinweis, dass sich Sekret, Speichel oder Flüssigkeit auf den Stimmlippen befindet. Bei erhaltener Sensibilität wird die Flüssigkeit spontan durch Husten oder Räuspern wegbefördert. Wenn die Stimme nass klingt, kann dies ein Hinweis auf eine stille Aspiration sein.

EXKURS: Stimmstörung

Die Dysphonie bezeichnet eine Störung der Stimme. Die Dysphonie ist durch eine raue und/oder behauchte, heisere Stimme gekennzeichnet. Eine heisere Stimme ist nicht zu verwechseln mit einem nassen Stimmklang. Die nasse Stimme klingt gurgelnd, brodelnd und feucht. Bei der Dysphonie klingt die Stimme je nach Ausprägung rau, behaucht, kraftlos, belegt, gepresst und ist nicht belastbar.

Tab. 2: Gegenüberstellung mögliche Schluckveränderungen im Alter/Presbyphagie und mögliche Symptome einer Schluckstörung/Dysphagie

Schluckphase	Mögliche Veränderungen im Alter	Mögliche Symptome einer Schluckstörung
Präorale Phase	▪ Verminderte Speichelproduktion ▪ Vermindertes Durst- und Hungergefühl ▪ Verminderter Appetit ▪ Körperliche Einschränkungen	▪ Motorische Einschränkungen ▪ Störungen der Koordination ▪ Störungen der Sensorik
Orale Vorbereitungsphase	▪ Die Wahrnehmung (Sensibilität und Sensorik) nimmt ab ▪ Unvollständiges Gebiss ▪ Mangelnder Speichel/ Mundtrockenheit ▪ Verletzungen der Mundschleimhaut und des Zahnfleischs ▪ Verlust der Muskelmasse und -kraft	▪ Drooling von Speichel oder Essen ▪ Fehlender Mundschluss ▪ Gestörte Bewegungen der Zunge, des Kiefers, der Wangenmuskulatur ▪ Gestörte Sensibilität ▪ Leaking
Orale Phase	▪ Abnahme der Schluckhäufigkeit ▪ Verlust von Muskelmasse und -kraft ▪ Verminderte Boluskontrolle ▪ Verlängerter Bolustransport	▪ Verminderte Boluskontrolle ▪ Gestörte Sensibilität ▪ Gestörte Muskelfunktion
Pharyngeale Phase	▪ Verzögerte Auslösung des Schluckreflexes ▪ Verminderte Sensibilität ▪ Verminderte Muskelkraft ▪ Verlängerte Passage ▪ Vermehrte Penetration mit spontanem Reinigen (Husten, Räuspern) ▪ Vermehrte Residuen ▪ Verminderte Öffnung des oberen Speiseröhrenschließmuskels	▪ Verzögerte Auslösung des Schluckreflexes ▪ Penetration in den Kehlkopf mit Husten oder still ▪ Aspiration in die Luftröhre mit Husten oder still ▪ Penetration in die Nase ▪ Verminderte Sensibilität ▪ Gestörte Muskelfunktion ▪ Residuen ▪ Regurgitation (Zurückfließen von Bolus)
Ösophageale Phase	▪ Verminderte Wellenbewegung der Speiseröhre ▪ Reduzierte Öffnung der Schließmuskeln der Speiseröhre ▪ Erhöhtes Risiko für Reflux und Regurgitation	▪ Transportstörungen ▪ Störung der Muskelfunktionen der Schließmuskeln der Speiseröhre ▪ Regurgitation

Häufigkeit, Ursachen und Folgen von Schluckstörungen

Häufigkeit

Schluckstörungen im Alter sind relativ häufig. Je nach Studien gibt es unterschiedliche Zahlen dazu. Bei etwa 14 % der selbstständig lebenden Senioren kommen Schluckstörungen vor. Bei Bewohnern von Pflegeeinrichtungen sind es etwa 50 % und bei Personen, die in ein Spital oder Krankenhaus eingewiesen werden, sind 70 % der Patienten von Dysphagie betroffen [8].

Ursachen

Die Ursachen für Schluckstörungen bei älteren Menschen können strukturell (bedingt durch die anatomischen Strukturen), neurogen (vom Nervensystem ausgehend) oder iatrogen (durch ärztliche Einwirkung/Maßnahmen verursacht) bedingt sein. Mundtrockenheit/reduzierte Speichelproduktion ist eine häufige Nebenwirkung von Medikamenten. Da Medikamenteneinnahme und Komorbiditäten (weitere Krankheiten) im Alter zunehmen, kann eine Schluckstörung als Folge von Medikamentennebenwirkungen auftreten oder eine Begleiterscheinung einer Krankheit sein.

Strukturelle Ursachen können sein: Spätfolgen von Chemotherapie und Bestrahlung im Kopf-Hals-Bereich, Tumore, Knochenanbauten an der Halswirbelsäule (Spondylophyten), Zenker-Divertikel (Ausstülpung im Schlundbereich), Achalasie (Bewegungsstörung der Speiseröhre), schlechter Zahnstatus und weitere.

Die häufigsten neurogenen Ursachen einer Schluckstörung im Alter sind Schlaganfälle, Parkinson-Syndrome und Demenzen. Weitere Ursachen neurogener Dysphagie sind: Epilepsie, Hirntumor, Schädel-Hirn-Trauma usw. [3]

Iatrogene Ursachen sind Ursachen, die durch medizinische Maßnahmen bzw. ärztliches Einwirken bedingt sind. Dazu zählen Beatmung, Sondenernährung und Medikamentennebenwirkungen. Oft nehmen ältere Menschen viele verschriebene Medikamente gleichzeitig ein, z. B. gegen hohe Cholesterinwerte, Schlafstörungen und Depressionen usw. Die verschiedenen Medikamente können Wechselwirkungen haben. Liegt beispielsweise Mundtrockenheit oder Müdigkeit aufgrund von Wechselwirkungen zwischen mehreren Medikamenten vor, können von der Ärztin alternative Wirkstoffe in Betracht gezogen werden. Medikamentenassoziierte Schluckstörungen werden oft zu wenig beachtet [9]. Bestehen Probleme beim Schlucken von Tabletten, kann versucht werden, eine andere Darreichungsform zu wählen.

Folgen

Ältere Menschen sind besonders gefährdet für Mangel- oder Unterernährung. Aufgrund von Problemen beim Schlucken kann es sein, dass ältere Menschen nicht mehr genügend essen und trinken. Dies führt zu Mangelernährung, insbesondere zu einem erhöhten Risiko für eine Protein-Mangelernährung. Die Eiweiße (Proteine) sind wichtig für das Immunsystem, die Muskelkraft und Leistungsfähigkeit. Mangelernährung führt zu einer höheren Gebrechlichkeit und Infektanfälligkeit.

Trinkt der ältere Mensch zu wenig, führt dies zu Dehydratation (Abnahme der Flüssigkeit im Körper). Wegen der verminderten Flüssigkeitsaufnahme verändert sich die Mundflora negativ. Es bilden sich mehr Bakterien, die bei Aspiration zu einer Pneumonie (Lungenentzündung) führen können. Bei einer Austrocknung des Körpers spricht man von Exsikkose. Deshalb ist es wichtig, dass die Flüssigkeitszufuhr überwacht wird. Der tägliche Flüssigkeitsbedarf für eine Person liegt bei etwa 1,5 Liter.

Aspirationspneumonien sind eine häufige Folge von Schluckstörungen, da sich Luft- und Speiseweg kreuzen. Sich wiederholende Lungenentzündungen sollten mit Schluckbeschwerden in Verbindung gebracht und die Person sollte genau auf eine Schluckstörung abgeklärt werden. Eine Aspiration kann das Lungengewebe schädigen und Entzündungsreaktionen mit Fieber, Atemnot, Schmerzen und/oder Verschleimung auslösen. Krank machende Bakterien aus dem Mund können in die Lunge gelangen und Entzündungen auslösen. Diese Keime sind besonders bei kranken Zähnen und in den Zahnfleischtaschen vorhanden. Eine gute Mundpflege und ein sanierter Zahnstatus sind wichtige Vorbeugungsmaßnahmen. Trotz moderner Abklärungs- und Behandlungsmöglichkeiten kann eine Aspirationspneumonie einen Krankenhausaufenthalt erfordern oder sogar lebensbedrohlich verlaufen.

Umgangssprachlich wird im Rahmen von Penetrationen (Eindringen von Bolusmaterial bis zu den Stimmlippen) oder Aspirationen (Eindringen von Bolusmaterial unterhalb der Stimmlippen) oft von Verschlucken gesprochen. Im Extremfall kann das Verschlucken zu Erstickungsanfällen führen. Bei gesunden Menschen kommt es gelegentlich auch zum Verschlucken, meistens können gesunde, jüngere Menschen das Eindringen des Bolusmaterials mit einem kräftigen Husten wieder aus dem Kehlkopf befördern.

Von außen betrachtet kann beim subjektiven Erleben von Verschlucken nicht unterschieden werden, ob jemand penetriert oder aspiriert. Aspiration und Penetration können erst mit einer apparativen Untersuchung sichtbar gemacht werden.

Nicht jede Aspiration führt automatisch zu einer Lungenentzündung. Dies hängt sehr von der individuellen Immunabwehr, der vorhandenen Kehlkopfsensibilität, der Mundhygiene und der Häufigkeit und Menge von Aspirationen ab. Bereits kleine Mengen von Magensäure oder Erbrochenem können zu einer Lungenentzündung führen.

Die Auswirkungen von Schluckstörungen auf die Lebensqualität und die soziale Teilhabe sind für viele ältere Menschen sehr einschränkend. Wenn das Essen und Trinken nicht mehr einwandfrei funktionieren, können Scham und Rückzug eine Folge sein. Die Freude und Lust am Essen nehmen bei Schluckbeschwerden ab, wenn das Essen in der Öffentlichkeit unangenehm und peinlich wird oder die Angst besteht, sich in der Öffentlichkeit zu verschlucken. Meist sind Zusammenkünfte und Feste ans Essen gebunden und es kann vorkommen, dass sich Menschen mit Schluckbeschwerden zurückziehen und isolieren. Dies schränkt die Lebensqualität ein und kann psychisch sehr belastend sein und zu Depression führen. Menschen mit Dysphagie können oft nicht gleichzeitig sprechen und essen. So werden gesellschaftliche Anlässe schwierig, weil sie entweder nur an Gesprächen teilnehmen können oder nur mit Essen beschäftigt sind. Kostanpassungen und spezielle Bedürfnisse sollten der Küche vorab gemeldet werden, was bei einigen Menschen Schamgefühle auslösen kann.

Schluckstörungen können zu weiteren Komplikationen wie Gebrechlichkeit führen, in deren Folge auch ein Heimeintritt notwendig werden kann.

Obwohl Schluckstörungen bei älteren Menschen sehr verbreitet sind, werden sie von den Betroffenen kaum berichtet. Schluckbeschwerden werden oft nicht als Erkrankung empfunden und folglich nicht kommuniziert. Wenn Schluckstörungen von Betroffenen nur als Alterserscheinung wahrgenommen und den Ärzten nicht mitgeteilt werden, findet auch keine Therapie statt. Die Einschränkungen bei der Nahrungs- und Flüssigkeitsaufnahme können auch vom Umfeld bemerkt werden. Angehörige können Betroffene motivieren, ihre Beschwerden abzuklären, um negative Folgeerscheinungen möglichst zu verhindern.

Zusammenfassung

Im Alter treten mehr Krankheiten auf und es werden mehr Medikamente eingenommen. Medikamente können z. B. Mundtrockenheit auslösen und dadurch Schluckstörungen begünstigen. Die Ursachen einer Schluckstörung im Alter können strukturelle anatomische Veränderungen, medizinische Eingriffe oder Erkrankungen des Nervensystems sein.

Die Folgen einer Schluckstörung reichen von einer Einschränkung der Nahrungsaufnahme bis hin zu lebensbedrohlichen Folgen. Gewichtsverlust, Mangelernährung, verminderte Flüssigkeitsaufnahme, Einschränkungen der Lebensqualität, Depression und sozialer Rückzug können weitere Folgen einer Schluckstörung sein.

Schluckstörungen werden selten aktiv von den Betroffenen berichtet. Schluckstörungen sollten von Fachpersonen abgeklärt werden.

Abklärung und Therapie

Abklärungsmöglichkeiten

Wenn Sie oder Ihr Angehöriger an Schluckbeschwerden leiden, sollten Sie sich an Ihre Vertrauensärztin wenden. Diese kann Sie an einen Fachspezialisten (Phoniatrie, Logopädie oder weitere Schluckspezialisten) überweisen. Eine Schluckstörung ist von außen nicht immer klar erkennbar. Deshalb ist eine genaue Abklärung wichtig.

Die Diagnostik und Therapie von Schluckstörungen erfordern eine enge interdisziplinäre Zusammenarbeit von Ärzten, Schlucktherapeuten, Ernährungsberatern und Pflegefachkräften.

Zur Abklärung gibt es verschiedene Bausteine und Untersuchungsmethoden:

- Anamnese/Gespräch
- Standardisierte Schluckscreenings
- Klinische Schluckuntersuchung
- Apparative Diagnostik (Videoendoskopie oder radiologische Untersuchung)

Je nach Institution stehen verschiedene diagnostische Möglichkeiten zur Verfügung. Einzelne Untersuchungsmethoden ergänzen sich und sind bei verschiedenen spezifischen Fragestellungen sinnvoll.

Im Anamnesegespräch werden alle Fragen und Informationen zusammengetragen: bestehende Krankheiten, deren Verlauf und die aktuelle Medikation.

Folgende Checkliste gibt Ihnen Hinweise auf eine Schluckstörung:

	Ja	Nein
Allgemeine Fragen:		
Gibt es Probleme beim Schlucken?	☐	☐
Spüren Sie einen Leidensdruck durch Schluckprobleme?	☐	☐
Wie ernähren Sie sich derzeit? Lassen Sie gewisse Speisen aus?	☐	☐

Spezifische Fragen:		
Haben Sie in der letzten Zeit ungewollt Gewicht verloren?	☐	☐
Sind Sie häufig verschleimt?	☐	☐
Müssen Sie beim Essen oft husten/sich räuspern?	☐	☐
Bleiben Ihnen Speisen im Hals stecken?	☐	☐
Können Sie Tabletten problemlos schlucken?	☐	☐
Brauchen Sie mehr Zeit als früher oder als andere zum Essen?	☐	☐
Läuft Ihnen Speichel, Essen oder Trinken aus dem Mund?	☐	☐
Läuft Ihnen Speichel, Essen oder Trinken aus der Nase?	☐	☐
Haben Sie Sodbrennen/Aufstoßen?	☐	☐
Bleibt Ihnen Nahrung im Hals stecken?	☐	☐
Bleiben viele Essensreste im Mund zurück?	☐	☐

Wenn Sie eine oder mehrere Fragen mit Ja beantworten, sollten Sie dies mit Ihrem Arzt/Ihrer Ärztin besprechen und ggf. weitere Untersuchungen in Betracht ziehen.

Klinische Schluckuntersuchung (KSU)

Bei einer klinischen Schluckuntersuchung macht sich eine Logopädin oder ein Schluckexperte ein umfassendes Bild der Störung.

Diese Untersuchung umfasst [3]:

- Beobachtung der Strukturen im Ruhezustand, ihre Form und Oberflächen (Schleimhäute)
- Reflektorische Bewegungen (z. B. Würgereflex)
- Willkürliche Bewegungen der Schluckorgane
- Sensibilitätsprüfung
- Schluckfunktionsprüfung mit Nahrung: verschiedene Konsistenzen

Nach Auswertung der klinischen Schluckuntersuchung werden Empfehlungen zur Kostform gegeben.

Screening

Unter Screening versteht man ein Verfahren, Test oder Assessment, das unkompliziert und schnell Hinweise auf eine Schluckstörung und erste Empfehlungen geben kann. Screenings können auch von geschultem Pflegepersonal durchgeführt werden. So kann erkannt werden, ob das Risiko einer Schluckstörung oder Aspiration vorliegt.

Apparative Schluckuntersuchungen

Im folgenden Kapitel werden die Videoendoskopie und die Videofluoroskopie kurz erläutert. Beide Verfahren gelten als Standardverfahren in der bildgebenden Schluckdiagnostik. Im Weiteren wird die Manometrie knapp beschrieben.

Von außen kann man vom Schluckvorgang nur wenig sehen. Deswegen brauchen wir apparative Untersuchungsmethoden zur Abbildung des Schluckvorgangs.

Bei der Videoendoskopie wird ein Endoskop in die Nase geführt, um vom Rachenraum das Schlucken beobachten zu können. Diese Untersuchung erfolgt von Phoniatern oder spezialisierten HNO-Ärztinnen.

Wird ein standardisiertes Protokoll durchgeführt, wird auch von einer FEES/fiberoptischen endoskopischen Evaluation des Schluckens gesprochen.

Dabei werden folgende Punkte untersucht [3]:

- Beobachtung der Strukturen, Form und Oberflächen (Schleimhäute) im Ruhezustand
- Speichel und Sekretbeobachtung
- Funktionsprüfung ohne Nahrung: leer schlucken, Stimme, Kehlkopfverschluss
- Sensibilitätsprüfung
- Funktionsprüfung mit Nahrung: verschiedene Konsistenzen
- Überprüfen von Schluckmanövern und Haltungsänderungen

Der Kehlkopf liegt oberhalb der Luftröhre. Etwa auf gleicher Höhe befindet sich der Eingang zur Speiseröhre. In der FEES sieht man die Stimmlippen im Kehlkopf und den geschlossenen Eingang zur Speiseröhre (oberer Ösophagussphinkter). Reste in den Ausbuchtungen (Sinus piriformes und Valleculae), Speichelreste und Sekret sind in der FEES erkennbar. Wenn Speichel still in den Kehlkopf penetriert oder in die Luftröhre aspiriert wird, können Rückschlüsse über die Sensibilität getroffen werden. Die Untersuchung kann auf Video aufgenommen und später abgespielt werden.

In der FEES können nicht alle Schluckphasen abgebildet werden. Die FEES ist jedoch oft wiederholbar und weniger kostenintensiv als die im Folgenden beschriebene VFSS.

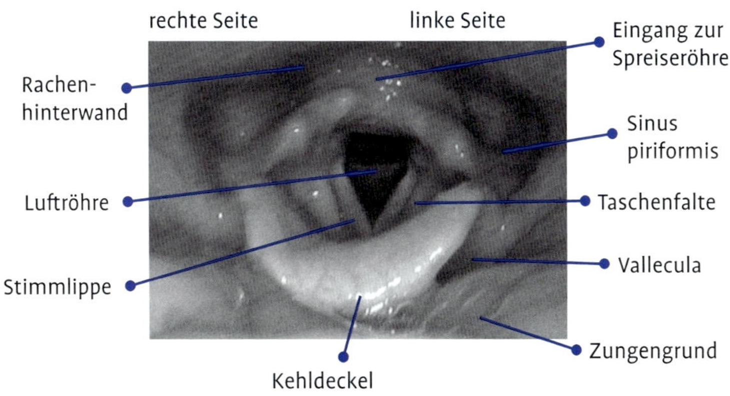

Abb. 14: Ansicht FEES

Videofluoroskopische Schluck-Studie (VFSS)

Bei der Videofluoroskopie wird mittels Röntgenstrahlung und Kontrastmittel der gesamte Schluckakt vom Mund bis hin zur Speiseröhre und zum Magen sichtbar gemacht und digital aufgezeichnet. Es werden 25-30 Bilder pro Sekunde aufgezeichnet, die anschließend zu einem Videofilm zusammengefügt werden. Die VFSS erfolgt im Stehen oder Sitzen.

Es gibt verschiedene Vorgehensweisen oder Protokolle zur Durchführung einer VFSS. Meist werden zuerst im seitlichen Strahlengang, anschließend im Strahlengang von vorne verschiedene Konsistenzen von Kontrastmittel geschluckt. Die Wahl des Kontrastmittels sollte dem Aspirationsrisiko angepasst werden.

Bei einer VFSS werden beobachtet:

- Anatomie und Struktur
- Nahrungsfluss des Kontrastmittels (durch den Mund, den Rachen und die Speiseröhre)
- Bewegungen und Hinweise auf zugrunde liegende Pathomechanismen
- Zeitlicher Zusammenhang zwischen der Auslösung verschiedener Bewegungen und des Bolusflusses
- Effektivität von Schluckmanövern und Haltungsänderungen

Penetrationen und Aspirationen können Ereignissen vor, während und nach dem Schlucken (prä-, intra- und postdeglutitive Aspiration) zugeordnet werden.

In der VFSS kann die Menge der Aspiration und Penetration besser abgeschätzt werden als in der FEES. Alle Schluckphasen können sichtbar gemacht werden, auch die intradeglutitive Phase (die Phase während des Schluckaktes). Die Hauptnachteile der VFSS sind die Strahlenbelastung und die Kosten. Je nach Fragestellung kann eine VFSS und/ oder eine FEES sinnvoll sein.

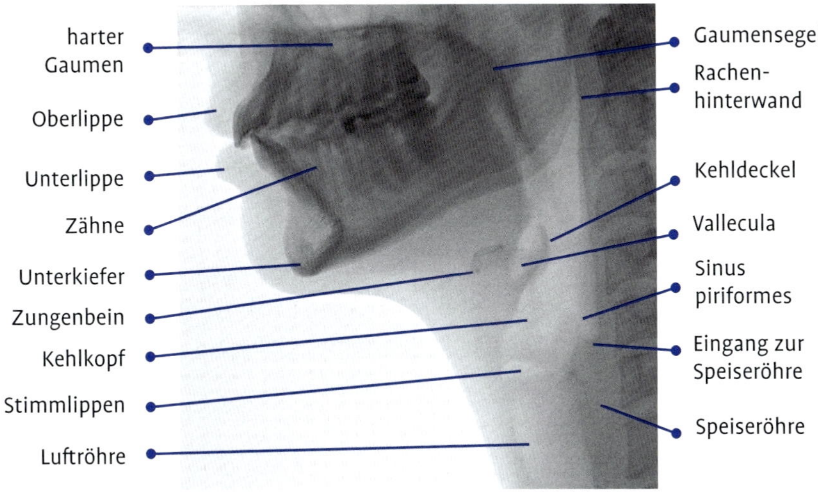

Abb. 15: Ansicht VFSS im seitlichen Strahlengang

Manometrie

Beim Verdacht auf Störungen der Beweglichkeit der gesamten Speiseröhre oder ihres oberen oder unteren Schließmuskels kann eine Druckmessung (Manometrie) durchgeführt werden. Dabei hat sich die hochauflösende Manometrie/High Resolution Manometry (HRM) etabliert. In der HRM wird eine Sonde in die Speiseröhre eingeführt. Danach bekommt der Patient Wasser zu trinken und die Sensoren an der Sonde messen die Druckverhältnisse. Die Messresultate werden anschließend grafisch dargestellt. Mit dieser Untersuchungsmethode können der Ruhetonus, Öffnungsstörungen des oberen und unteren Ösophagussphinkters sowie Störungen der peristaltischen Wellen der Speiseröhre diagnostiziert werden.

Zusammenfassung

Schluckstörungen sollten von fachkundigem Personal abgeklärt werden. Wenden Sie sich an Ihren Hausarzt und beschreiben Sie Ihre Beschwerden. Ihr Arzt/Ihre Ärztin kann Sie dann zur Abklärung an einen Spezialisten überweisen.

Zur Erfassung einer Schluckstörung gehört ein umfassendes Gespräch, die sogenannte Anamnese. Es gibt verschiedene Verfahren zur Erkennung von Schluckstörungen: Screenings, Tests und Assessments sowie die klinische Schluckuntersuchung.

Apparative Schluckuntersuchungen ermöglichen Abbildungen durch eine „Innenansicht". Die apparativen Schluckuntersuchungen ergänzen sich und werden bei verschiedenen Fragestellungen eingesetzt.
Die endoskopische Schluckuntersuchung FEES zeigt u. a. den Zustand der Schleimhäute, den Speichel, das Vorhandensein von Resten, einen Teil der pharyngealen Phase und gibt Auskunft über die Stimmfunktion.
In der radiologischen Schluckuntersuchung VFSS werden alle Schluckphasen abgebildet. Die Manometrie der Speiseröhre gibt Auskunft über die Druckverhältnisse beim Transport durch die Speiseröhre in den Magen.

Therapie

Schlucktherapie erfolgt auf ärztliche Anordnung bei einer Logopädin oder anderen Schlucktherapeuten. Je nach Institution können dies auch spezialisierte Ergo- oder Physiotherapeutinnen sein. Das Management einer Schluckstörung ist eine interprofessionelle Aufgabe. Die zugrunde liegende Grunderkrankung sollte ärztlich behandelt werden. Die Ärzte koordinieren die verschiedenen Maßnahmen und klären die Patienten auf. Bei einem stationären Aufenthalt ist die Pflege zuständig für die Essensanreichung, Supervision der Nahrungsaufnahme, Medikamentengabe und Mundpflege. Die Physiotherapie begleitet den Haltungsaufbau, die Atemtherapie und Tonusregulierung. Die Ergotherapie führt ein Training der Selbstständigkeit und für Aktivitäten des täglichen Lebens durch und gibt Hilfsmittel ab. Die Ernährungsberatung richtet ihr Augenmerk auf die Ausgewogenheit und die richtige Menge der Ernährung, um Mangelerscheinungen vorzubeugen oder zu therapieren. Nach einer gründlichen Schluckdiagnostik geben Schlucktherapeutinnen zusammen mit dem interprofessionellen Team Empfehlungen ab.

Weiterhin werden nach einer ausführlichen Diagnostik individuelle Therapieziele abgeleitet und Nah- und Fernziele definiert. Eine erfolgreiche Therapie ist wesentlich abhängig von der Motivation und Kooperationsfähigkeit des Betroffenen.

Die funktionelle Dysphagietherapie (FDT) unterteilt die Therapiebausteine in drei Kategorien:

1. Wiederherstellung der gestörten Funktion (Restitution)
2. Ersatzstrategien (Kompensation)
3. Anpassungen der Umwelt an die Störung (Adaptation) [4]

Als Basis für alle Übungen gilt es, eine günstige Ausgangsposition des Körpers herzustellen. Eine aufrechte Haltung im Sitzen ist dabei anzustreben. Eine angemessene Haltung beim Essen erleichtert den Schluckvorgang.

Die restituierenden Maßnahmen zielen darauf ab, Funktionen des Schluckens ganz oder teilweise zu stimulieren und wiederherzustellen. Diese Übungen beinhalten Kräftigungs- und Beweglichkeitsübungen der am Schlucken beteiligten Organe. Die Stärkung der Teilfunktionen des Schluckens soll einen möglichst physiologischen Schluckablauf ermöglichen.

Kompensatorische Maßnahmen umfassen spezielle Schlucktechniken oder Haltungsänderungen. Diese Ersatzstrategien sollen das Schlucken effizienter und sicherer gestalten.

Adaptive Maßnahmen beinhalten Hilfsmittel wie spezielle Becher, Teller oder Besteck. Änderungen der Kostform oder das Eindicken von Flüssigkeiten zählen ebenfalls zu den adaptiven Maßnahmen.

In schweren Fällen kann eine Tracheotomie (Luftröhrenschnitt) oder Sondenernährung erwogen werden. Wenn der Speichel nicht ausreichend geschluckt, gespürt oder abgehustet wird, kann eine Tracheotomie (Eröffnung der Luftröhre) nötig werden. Zuständig für den Umgang mit Trachealkanülen und Tracheostomas ist das Trachealkanülenmanagement. Am Trachealkanülenmanagement sind verschiedene Berufsgruppen beteiligt.

Die Anpassung der Kostform und Konsistenzen dient dazu, das Schlucken einfacher und sicherer zu gestalten. Um eine einheitliche Terminologie und Definition der Koststufen zu erhalten, wurde von Forschern aus der ganzen Welt eine internationale Initiative zur Standardisierung der Diätkost (IDDSI) ins Leben gerufen. Die von den Forschern festgelegte Einteilung der Stufen kann auf der Webseite eingesehen werden: www.iddsi.org

Grundsätzlich ist eine orale Ernährung zu bevorzugen. Dennoch kann es bei schweren Störungen nötig sein, invasive Maßnahmen in Betracht zu ziehen.

Eine invasive Maßnahme zur Behandlung einer Schluckstörung ist der Einsatz von künstlicher Ernährung über eine Nasensonde (nasogastrale Sonde), eine PEG-Sonde (perkutane endoskopische Gastrostomie) oder durch parenterale Ernährung (Ernährung durch Infusionen, den Magen umgehend). Eine parenterale Ernährung sollte nur für wenige Tage erfolgen, eine Nasensonde für Tage bis wenige Wochen und eine PEG-Sonde kann dauerhaft belassen werden. PEG-Sonden bieten den Vorteil, dass der Mund- und Rachenbereich für Schluckübungen frei bleibt und von keiner Nasensonde gestört wird. Über die PEG-Sonde kann auch mehr Nahrung in kürzerer Zeit appliziert werden, außerdem kann sie unter den Kleidern versteckt werden.

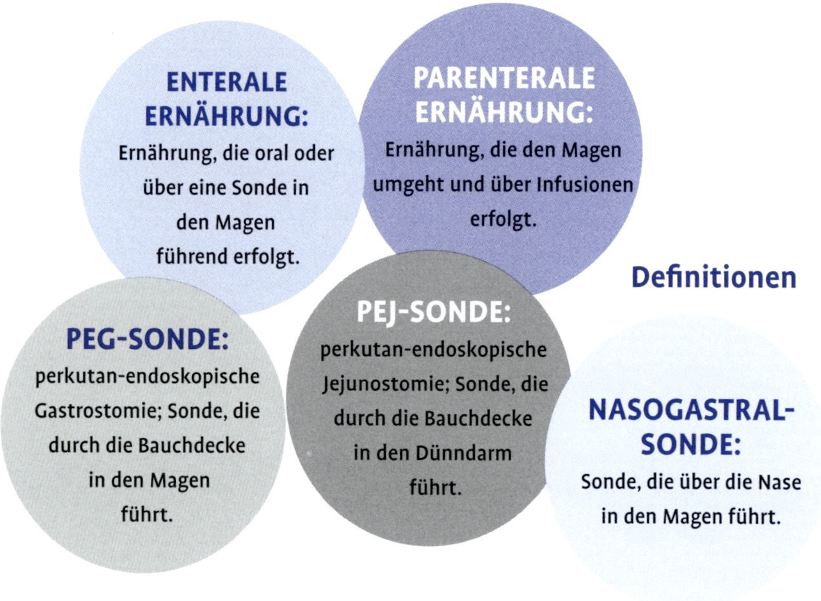

Bei der Ernährung über eine Sonde ist eine gute Mundpflege wichtig. Chronische Mundatmung, fehlendes Kauen und weitere Faktoren können zur Austrocknung der Mundschleimhäute führen. Häufige Mundpflege und Befeuchtung, z. B. durch mit Tee gefüllte Sprühfläschchen, steigern das Wohlbefinden und beugen dem Bakterienwachstum vor [10]. Gründliche und regelmäßige Mundhygiene gilt als Prophylaxe zur Vorbeugung von Aspirationspneumonien.

Zusammenfassung

Die Schlucktherapie wird von einer Logopädin oder anderem Fachpersonal angeboten. Beim Management von Schluckstörungen sind weitere Berufsgruppen beteiligt. Die Therapieziele sind individuell auf den Patienten und die Störung ausgerichtet. Oberste Ziele sind die Vermeidung von Aspirationspneumonien und ausreichende Ernährung. In der Schlucktherapie werden verschiedene Maßnahmen angewandt: Stärkungs- und Beweglichkeitsübungen, Kompensationstechniken und Anpassungen der Umwelt an die Störung. Die Grundlage dafür ist eine aufrechte Haltung bzw. eine angemessene Ausgangsstellung.

Die Ernährung über den Mund wird angestrebt. Falls dies nicht möglich ist, können invasive Maßnahmen wie die Sondenernährung in Betracht gezogen werden. Mehrmals tägliche Mundpflege reduziert die Keimzahl im Mund und steigert das Wohlbefinden. Mundhygiene gilt als Prophylaxe für Aspirationspneumonien.

Fazit

Bei Schluckveränderungen und/oder -beschwerden im Alter lohnt es sich, genauer hinzuschauen. Besprechen Sie Ihre Beschwerden mit der Ärztin Ihres Vertrauens oder Ihrem Hausarzt. Lassen Sie Ihre Beschwerden von spezialisierten Fachkräften untersuchen. Sie können Ihnen bei Bedarf eine Schlucktherapie/Logopädie verordnen.

Schluckstörungen im Alter sind häufig. Es kann im Alterungsprozess zu Veränderungen im Schluckablauf kommen. Oft spielen bei Schluckstörungen Medikamentennebenwirkungen eine Rolle, insbesondere bei Mundtrockenheit.

Schluckstörungen können sich direkt durch häufiges Verschlucken und Husten beim Essen und Trinken zeigen. Es gibt auch indirekte Hinweise auf eine Schluckstörung: Lungenentzündung, Verschleimung, ungewollte Gewichtsabnahme, unklares Fieber, usw. Die Betroffenen nehmen die eigenen Beschwerden unterschiedlich wahr: Sie benötigen mehr Zeit für die Nahrungsaufnahme, haben Angst vor Verschlucken, das Schlucken von Medikamenten oder harten, faserigen Speisen bereitet ihnen Probleme oder sie haben noch weitere Einschränkungen.

Schluckstörungen im Alter können schwerwiegende Folgen haben, wie z. B. Mangelernährung, Gebrechlichkeit oder Lungenentzündungen mit und ohne Klinikaufenthalt. Menschen mit Schluckstörungen können sich bei Anlässen, Festen und Zusammenkünften, zu denen Speisen und Getränke gereicht werden, unwohl fühlen und sich zurückziehen. Dies kann zu Depressionen und sozialer Isolation führen.

Zur Untersuchung von Schluckstörungen können klinische oder bildgebende Verfahren angewandt werden. Je nach Fragestellung eignen sich unterschiedliche diagnostische Verfahren. Durch die differenzierte Untersuchung können der Schweregrad der Störung erkannt und entsprechende Therapieziele und -methoden abgeleitet werden. Die Schlucktherapie kann von Logopäden oder spezialisierten Schlucktherapeuten durchgeführt werden.

Was Sie selbst dazu beitragen können:

Probieren Sie die aufgeführten Tipps aus und beachten Sie dabei Ihre persönlichen Grenzen. Sprechen Sie sich mit Ihrer Schlucktherapeutin oder Ärztin ab.

Beachten Sie die allgemeinen Tipps zu aufrechter Körperhaltung, Ruhe beim Essen, Sich-Zeit-Lassen beim Kauen, häufiger Reinigung des Mundes, des Rachens und der Zähne und zum Nachschlucken. Halten Sie eine Extraportion Soße, Apfelmus oder Joghurt neben dem Essen bereit, falls Sie die Mahlzeit nicht gut hinunterschlucken können.

Bei Speichelproblemen gibt es eine Vielzahl an Hausmitteln und Tipps. Medikamente können einen Einfluss auf den Speichel und den Schluckvorgang haben. Besprechen Sie etwaige Nebenwirkungen Ihrer Medikamente mit Ihrer Vertrauensärztin und fragen Sie nach Alternativen, falls Ihre Medikamente eine Dysphagie auslösen oder verstärken sollten.

Regen Sie Ihre Sinne und Ihren Appetit an und steigern Sie die Freude am Essen mit frischen Gewürzen und Aromen. Achten Sie auf eine ausgewogene Ernährung und bewegen Sie sich an der frischen Luft. Wenn nötig, passen Sie die Konsistenz der Speisen Ihren Schluckbeschwerden an.

Bei Bedarf können Sie spezielle Trink- oder Esshilfen verwenden. Achten Sie beim Trinken auf eine Kopfhaltung mit dem Kinn nach unten. Zur Steigerung der Sicherheit und Effizienz beim Schlucken können Sie spezielle Schluckmanöver anwenden: Haltungsänderungen, Schluck- und Reinigungstechniken. Räuspern und Nachschlucken sind sehr effizient, um Reste aus dem Rachen zu befördern.

Klären Sie Ihre Schluckbeschwerden bei darauf spezialisierten Fachkräften ab und lassen Sie sich von einem Schlucktherapeuten begleiten. Schluckstörungen können erfolgreich behandelt und dadurch negative Folgen vermieden werden.

Glossar medizinischer Begriffe

Achalasie	Fehlfunktion der Muskeln der Speiseröhre
Anamnese	Vorgeschichte des Patienten/der Patientin
Aspiration	Eindringen von Material unterhalb der Stimmlippen in die Luftröhre
Aspirations-pneumonie	Lungenentzündung aufgrund des Eindringens von Material in die unteren Luftwege
Bolus	Schluckbissen
Dehydratation/ Dehydrierung	Flüssigkeitsmangel, Austrocknung des Körpers
Drooling	Herauslaufen von Speichel oder Nahrung aus dem Mund
Dysphagie	Schluckstörung
Dysphonie	Stimmstörung
Endoskopie	Untersuchungsmethode, um das Innere des Körpers auszuleuchten
Epiglottis	Kehldeckel
Erythrit	Zuckerersatz
Expektoration	Auswurf; kann als Reinigungstechnik durch Husten/Räuspern verwendet werden
Exsikkose	Austrocknung, Folge einer starken Dehydratation
FEES	flexible endoskopische Evaluation des Schluckens
Geriatrie	Altersheilkunde
Glottis	Stimmritze
Hydrolat	Pflanzenwasser, durch Destillation einer Heilpflanze gewonnen
Hypersalivation	erhöhte Speichelproduktion
Hypopharynx	unterer Rachenraum
Hyposalivation	verminderte Speichelproduktion
Iatrogen	durch ärztliches oder medizinisches Einwirken verursacht
Konsistenz	Beschaffenheit, Textur
Kostform	Ernährungsform, bestimmte Darreichungsform der Ernährung aufgrund gesundheitlicher oder ethisch-moralischer Aspekte (z. B. Vegetarismus oder Vollwertkost)
Larynx/laryngeal	Kehlkopf, den Kehlkopf betreffend
Leaking	vorzeitiges Abgleiten des Schluckbissens
Malnutrition	Mangelernährung
Nasopharynx	Nasenrachenraum

Neurogen	von den Nerven ausgehend
Oropharynx	Mundrachenraum
Ösophagus	Speiseröhre
Ösophagus-sphinkter	ringförmiger Muskel, oberer Ösophagussphinkter: Übergang vom Rachen in die Speiseröhre, unterer Ösophagussphinkter: Übergang von der Speiseröhre in den Magen
Penetration	Eindringen von Material in den Kehlkopf bis zu den Stimmlippen (laryngeale Penetration) oder in die Nase (nasale Penetration)
Peristaltik	Wellenbewegung
Pharynx/pharyngeal	Rachen/Schlund, den Rachen betreffend
Pneumonie	Lungenentzündung
Presbyphagie	durch das Alter bedingte Veränderungen des Schluckens ohne Krankheitswert
Presbyphonie	Altersstimme
Presbylarynx	alternder Kehlkopf
Pooling	Ansammlung von Material
Reflex	durch Reize ausgelöste, unwillkürliche Reaktion des Nervensystems
Reflextriggerung	Auslösung eines Reflexes
Regurgitation	Rückfluss, z. B. von Speisen
Residuen	Reste des Bolus im Mundraum und Rachen
Retentionen	Zurückhalten von Bolusanteilen; der Vorgang, der zu Residuen führt
Sarkopenie	Muskelabbau, Abbau von Muskelkraft und -masse
Sinus piriformis	eine Ausbuchtung im Hypopharynx beim Kehlkopfeingang
Spondylophyten	knöcherne Anbauten an Wirbelkörpern
Symptom	Krankheitsmerkmal
Trachealkanülen-management	Umgang mit dem Tracheostoma und der Trachealkanüle
Tracheostoma	künstliche Öffnung der Luftröhre
Tracheotomie	Luftröhrenschnitt
Valleculae	zwei Gruben zwischen Kehldeckel und Zungengrund
VFSS	videofluoroskopische Schluckuntersuchung
Xerostomie	Mundtrockenheit aufgrund von Speichelmangel
Xylitol	Xylit, Birkenzucker, E 967
Zenker-Divertikel	Ausstülpung im Schlund bei einer Schwachstelle der Rachenmuskulatur

Hilfreiche Links

Merkblätter, Broschüren und Podcasts zum Thema „Ernährung im Alter“:

Ernährung von Senioren (sge-ssn.ch)
www.sge-ssn.ch/ich-und-du/essen-und-trinken/von-jung-bis-alt/alter/

Allgemeine Informationen: Öffentliches Gesundheitsportal Österreichs:

Kau- und Schluckprobleme im Alter | Gesundheitsportal
www.gesundheit.gv.at/leben/altern/ernaehrung-im-alter/kau-und-schluckbeschwerden-senioren.html

Informationen für Patienten mit Schluckstörungen auf Deutsch und Französisch:

Infos über Dysphagie für Patienten – Dysphagie Schweiz Suisse
Webseite von Sabina Hotzenköcherle und Hans Schwegler
https://www.dysphagie.ch

Podcast für Therapeuten:

Podcast zur Dysphagie und zum Schlucken von und mit Prof. Stefanie Duchac und Alexander Fillbrandt
https://iss-nix.de/

Literatur- und Abbildungsverzeichnis

Literatur

1. Turley, R. & Cohen, S. (2009). Impact of voice and swallowing problems in the elderly. Otolaryngol. Head Neck Surg. 140(1): 33–36.
2. Bartolome, G., Schröter-Morasch, H., Buchholz, D., Feussner, H., Graf, S., Holzapfel, K., Neumann, S., Pehl, C. & Prosiegel, M. (Hrsg.). (2010). Schluckstörungen: Diagnostik und Rehabilitation (4., durchges. Aufl.). Elsevier, Urban & Fischer.
3. Eibl, K. (2019). Dysphagie. In: K. Eibl (Hrsg.), Sprachtherapie in Neurologie, Geriatrie und Akutrehabilitation. Elsevier.
4. Muhle, P., Wirth, R., Glahn, J. & Dziewas, R. (2015). Schluckstörungen im Alter: Physiologie und Pathophysiologie. Der Nervenarzt, 86(4): 440–451.
5. Glassl, O. (2017). Schluckfunktion. In: N. Lauer & D. Schrey-Dern (Hrsg.), Logopädie in der Geriatrie. Georg Thieme, 85–88.
6. Jungheim, M., Schwemmle, C., Miller, S., Kühn, D. & Ptok, M. (2014). Schlucken und Schluckstörungen im Alter. HNO, 62(9): 644–651.
7. Angerstein, W. (2016). Stimm- und Kehlkopfveränderungen im Alter (Presbyphonie und Presbylarynx). Sprache Stimme Gehör, 40(03): 131–135.
8. Muhle, P., Suntrup-Krueger, S., Wirth, R., Warnecke, T. & Dziewas, R. (2019). Schlucken im Alter: Physiologische Veränderungen, Schluckstörungen, Diagnostik und Therapie. Zeitschrift für Gerontologie und Geriatrie, 52(3): 279–289.
9. Jungheim, M., Schwemmle, C., Miller, S., Kühn, D. & Ptok, M. (2015). Medikamenteninduzierte Dysphagien: ein Überblick. HNO, 63: 504–510.
10. Burger-Gartner, J. & Heber, D. (2011). Schluckstörungen im Alter: Hintergrundwissen und Anwendungen in der Praxis. Verlag W. Kohlhammer.
11. Milan, R. https://dental-ratgeber.de/zahnseide-richtig-benutzen/#Wie_entsteht_normaler_Speichelfluss (01.08.2022)
12. Herber, S. & Zimmermann, E. (2020). Aromatherapie für onkologische Patienten. Sabrina Herder & Eliane Zimmermann.
13. Filippi, A., Filippi, C., Ortiz, V. & Saccardin, F. (2022). Mundtrockenheit: ein Ratgeber für Betroffene und Angehörige (2. Aufl.). Quintessence Publishing.
14. Deutsche Gesellschaft für Ernährung DGE. https://www.fitimalter-dge.de/fachinformationen/ernaehrung-im-alter/physiologische-veraenderungen/ (06.08.2022)

15. Kalbermatten, H. & Kalbermatten, R. (2018). Pflanzliche Urtinkturen: Wesen und Anwendung (9. Aufl.). AT-Verlag.
16. Kettenring, M. & Thumm, A. (2018). Waldmedizin: Die Heilkraft der ätherischen Baumöle. Joy Verlag.
17. Ebihara, T., Takahashi, H., Ebihara, S., Okazaki, T., Sasaki, T., Watando, A., Nemoto, M. & Sasaki, H. (2005). Capsaicin troche for swallowing dysfunction in older people. J Am Geriatr Soc, 53(5): 824–828.
18. Yamasaki, M., Ebihara, S., Ebihara, T., Yamanda, S., Arai, H. & Kohzuki, M. (2010). Effects of capsiate on the triggering of the swallowing reflex in elderly patients with aspiration pneumonia. Geriatrics & gerontology international, 10(1): 107–109.
19. Ohrui, T., Kubo, H. & Sasaki, H. (2003). Care for older people. Internal medicine, 42(10): 932–940.
20. Shin, S., Shutoh, N., Tonai, M. & Ogata, N. (2015). The Effect of Capsaicin-Containing Food on the Swallowing Response. Dysphagia, 1–8.
21. Morice, A. H., Fontana, G. A., Belvisi, M. G., Birring, S. S., Chung, K. F., Dicpinigaitis, P. V., Kastelik, J. A., McGarvey, L. P., Smith, J. A., Tatar, M. & Widdicombe, J. (2007). ERS guidelines on the assessment of cough. European Respiratory Journal, 29: 1256–1276.
22. Ebihara, S., Kohzuki, M., Sumi, Y. & Ebihara, T. (2011). Sensory stimulation to improve swallowing reflex and prevent aspiration pneumonia in elderly dysphagic people. J Pharmacol Sci, 115(2): 99–104.
23. Hotzenköcherle, S. (2021). Funktionelle Dysphagie-Therapie (7. Aufl.). Schulz-Kirchner Verlag.

Abbildungen

Titelbild: Photographee.eu/Adobe Stock
Abb. 1-5: Schulz Kirchner Verlag
Abb. 6: Anita Guggisberg
Abb. 7: Filippi et al. Mundtrockenheit. Berlin: Quintessenz, 2022
Abb. 8: iuvas care
Abb. 9: www.iddsi.org
Abb. 10: iuvas care
Abb. 11: iuvas care
Abb. 12-13: Schulz-Kirchner Verlag
Abb. 14-15: Anita Guggisberg